Uneeba Syed

Enfarte do miocárdio em diabéticos: os trombolíticos ajudam?

Uneeba Syed

Enfarte do miocárdio em diabéticos: os trombolíticos ajudam?

ScienciaScripts

Imprint

Cover image: www.ingimage.com

This book is a translation from the original published under ISBN 978-3-330-33340-6.

Publisher:
Sciencia Scripts
is a trademark of
Dodo Books Indian Ocean Ltd. and OmniScriptum S.R.L publishing group

120 High Road, East Finchley, London, N2 9ED, United Kingdom
Str. Armeneasca 28/1, office 1, Chisinau MD-2012, Republic of Moldova, Europe
Managing Directors: Ieva Konstantinova, Victoria Ursu
info@omniscriptum.com

Printed at: see last page
ISBN: 978-620-8-58900-4

RESUMO

Informações gerais :

A doença cardíaca coronária aguda (DCA) é uma das principais causas de morte no mundo moderno. Os enfartes do miocárdio (MI) são geralmente mais frequentes em doentes com diabetes mellitus. A administração de estreptoquinase (SK) é um dos métodos mais eficazes e amplamente utilizados (no nosso meio) no tratamento do enfarte do miocárdio. Este estudo foi realizado com o objetivo de determinar a eficácia da terapêutica trombolítica na redução da elevação do segmento ST em doentes com enfarte agudo do miocárdio e diabetes mellitus.

métodos :

Foi realizada uma série de casos descritivos com uma seleção de 130 doentes por amostragem aleatória não aleatória no departamento médico do Hospital dos Serviços em Lahore, Paquistão. O estudo foi concluído ao fim de 6 meses. Foram incluídos no estudo doentes de ambos os sexos, com idades compreendidas entre os 18 e os 80 anos, com um diagnóstico confirmado de enfarte agudo do miocárdio. Todos os doentes receberam estreptoquinase numa dose de 1,5 mu. Os ECGs foram realizados antes e depois da SC, e a elevação do segmento ST e a queda do segmento ST foram medidas.

Resultados: A idade média dos doentes foi de 54,42±8,80 anos. A proporção de homens foi de 62,31%. A redução média do supradesnivelamento do segmento ST foi de 58,53±26,01. A eficácia foi alcançada em 47,7% dos pacientes.

Conclusões: Concluímos que a CS pode ser eficaz em quase metade dos diabéticos que sofreram um enfarte do miocárdio.

Palavras-chave: doença arterial coronária; enfarte do miocárdio ;

Estreptoquinase; encurtamento do segmento ST

INTRODUÇÃO

A doença coronária aguda (DAC) é atualmente uma das principais causas de morte em todo o mundo. Está a aumentar nos países em desenvolvimento, como o Paquistão, onde a prevalência é de pelo menos 6,5% e os factores de risco são elevados.(1) Na maioria dos casos, o STEMI resulta de uma oclusão trombótica no local de uma placa aterosclerótica pré-existente. A elevação do segmento ST é a expressão da oclusão arterial aguda e requer tratamento imediato de reperfusão(2).

Existe uma ligação estreita entre a diabetes e as doenças cardiovasculares. Os adultos com diabetes têm duas a quatro vezes mais probabilidades de sofrer de doenças cardiovasculares do que os adultos sem diabetes(3).

A hiperglicemia, a diabetes mellitus ou ambas são responsáveis por mais de três milhões de mortes cardiovasculares por ano em todo o mundo. Com o aumento da obesidade, da resistência à insulina e da síndrome metabólica, prevê-se que a prevalência global da diabetes duplique até 2030. Atualmente, a diabetes é considerada equivalente ao risco de doença coronária no que respeita a futuros enfartes do miocárdio e morte cardiovascular. As pessoas que sofrem de resistência à insulina e de diabetes de tipo 2 têm níveis elevados de inibidores do ativador do plasminogénio e de fibrinogénio, o que reforça o processo de coagulação e prejudica a fibrinólise, favorecendo assim a trombose(4).

Foi observado que a resolução do segmento ST no IM agudo é significativamente reduzida em pacientes com diabetes mellitus.(5) A diabetes mellitus tem um impacto negativo no resultado da terapia trombolítica em pacientes com IM com elevação do segmento ST.(6)

Num estudo realizado por Uddin MF, Hoque AKF sobre o efeito da estreptoquinase em doentes com enfarte do miocárdio, foi relatado que 19,6% dos doentes diabéticos tiveram resolução do segmento ST (>70% de queda do segmento ST)(7).

Outro estudo afirma que a reperfusão bem sucedida (resolução do segmento ST >70%) ocorre em 49,1% dos diabéticos(6).

A ideia básica deste estudo é que é realizado para determinar o valor exato da eficácia da terapêutica trombolítica em doentes com EAMCST diabéticos na nossa população, uma vez que os estudos locais acima mencionados apresentam resultados diferentes. Existem poucos estudos que examinam a influência da diabetes no sucesso da estreptoquinase no STEMI na nossa comunidade.

REVISÃO DA LITERATURA

O que um enfarte do miocárdio?

O enfarte do miocárdio (do latim Infarctus myocardii, MI) ou enfarte agudo do miocárdio (IAM) é o termo médico para um evento conhecido como enfarte do miocárdio. Ocorre quando o sangue deixa de fluir normalmente para uma parte do coração e o músculo cardíaco fica danificado devido a um fornecimento inadequado de oxigénio. Isto ocorre geralmente porque uma das artérias coronárias que fornece sangue ao coração é bloqueada por uma acumulação instável de glóbulos brancos, colesterol e gordura. Diz-se que um acontecimento é "agudo" quando é súbito e grave.

O enfarte agudo do miocárdio caracteriza-se geralmente por uma dor súbita no peito, sentida atrás do esterno e por vezes com irradiação para o braço esquerdo ou para o lado esquerdo do pescoço. Podem também ocorrer falta de ar, suores, náuseas, vómitos, perturbações do ritmo cardíaco e ansiedade. Estes sintomas são menos comuns nas mulheres do que nos homens, mas estes sofrem geralmente de falta de ar, fraqueza, problemas digestivos e fadiga.(8) Em muitos casos - algumas estimativas apontam para 64% - não há dor no peito nem outros sintomas. Estes casos são conhecidos como enfartes do miocárdio "silenciosos"(9).

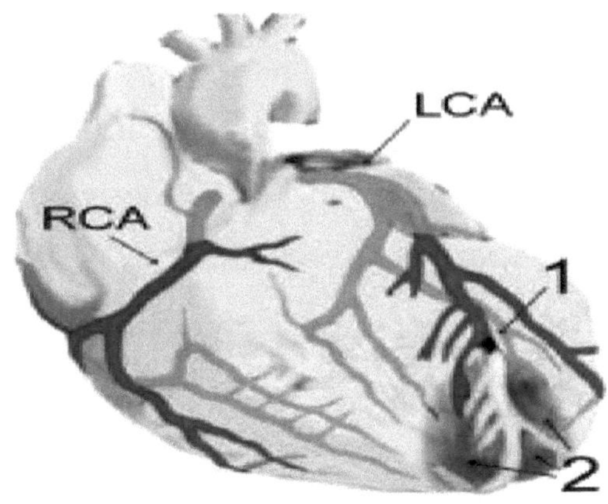

Fig. I: Representação esquemática do enfarte do miocárdio (2) da ponta da parede anterior do coração (enfarte apical) após oclusão (1) de um ramo da artéria coronária esquerda (ACV). Na figura, a ACD é a artéria artéria coronária direita (9)

O tratamento de emergência para a suspeita de enfarte do miocárdio inclui aspirina, que impede a continuação da coagulação, e, por vezes, nitroglicerina para a dor no peito e oxigénio.(10) O tratamento para o enfarte do miocárdio com supradesnivelamento do segmento ST envolve o restabelecimento do fluxo sanguíneo para o coração, conhecido como terapia de reperfusão. Os métodos típicos são a angioplastia, que envolve a abertura das artérias, e a trombólise, que envolve a remoção do bloqueio com medicamentos(11).

O enfarte do miocárdio sem supradesnivelamento do segmento ST (NSTEMI) pode ser tratado com medicação, mas se o doente for de alto risco, pode ser necessária angioplastia(12).

As pessoas com várias artérias coronárias bloqueadas, particularmente se tiverem diabetes, também podem ser submetidas a cirurgia de revascularização do miocárdio (CRM).(13, 14) A doença coronária, que inclui o enfarte do miocárdio, a angina de peito e a insuficiência cardíaca após um enfarte do miocárdio, foi a principal causa de morte entre homens e mulheres em todo o mundo em 2011.(15, 16)

Condições prévias para um enfarte do miocárdio

O enfarte do miocárdio, também conhecido como ataque cardíaco, é o embotamento irreversível do músculo cardíaco na sequência de uma isquémia prolongada. Resulta geralmente de um desequilíbrio entre as necessidades e o fornecimento de oxigénio, normalmente provocado pela rutura de uma placa e pela formação de um trombo numa artéria coronária, o que leva a uma interrupção aguda do fornecimento de sangue a uma parte do músculo cardíaco. O resultado eletrocardiográfico de um enfarte agudo do miocárdio é apresentado a seguir. (17)

Embora a apresentação clínica do doente seja um elemento-chave na avaliação global de um doente com enfarte do miocárdio, muitos eventos são "silenciosos" ou clinicamente indetectáveis, o que indica que os doentes, as suas famílias e os profissionais de saúde muitas vezes não reconhecem os sintomas de um enfarte do miocárdio. O aparecimento de marcadores cardíacos no sangue indica geralmente necrose do miocárdio e é uma ferramenta de diagnóstico útil (17).

O enfarte do miocárdio é considerado parte de um espetro conhecido como síndrome coronária aguda (SCA). O contínuo de SCA, que representa isquémia persistente ou lesão do músculo cardíaco, inclui angina instável (AI), NSTEMI e STEMI. Em doentes com sintomas isquémicos, as alterações do segmento ST ou da onda T podem ou não ser visíveis no eletrocardiograma (ECG). A elevação do segmento ST no ECG reflecte lesão miocárdica transmural ativa e persistente. Na ausência de terapia de reperfusão imediata, a maioria dos pacientes com STEMI apresenta ondas Q que reflectem uma zona morta de miocárdio que foi irreversivelmente danificado e morreu. Os doentes sem elevação do segmento ST são diagnosticados com angina instável ou NSTEMI, que se distinguem pela presença de enzimas cardíacas. Ambas as condições podem levar a alterações no ECG de superfície, incluindo depressão do segmento ST ou alterações morfológicas na onda T.(17)

O enfarte do miocárdio pode levar a um comprometimento da função sistólica ou diastólica, bem como a uma maior vulnerabilidade a arritmias cardíacas e outras complicações a longo prazo(17).

A trombólise coronária e a revascularização mecânica revolucionaram o tratamento primário do enfarte agudo do miocárdio, principalmente porque permitem salvar o miocárdio quando são iniciadas precocemente após o início da isquémia(17).

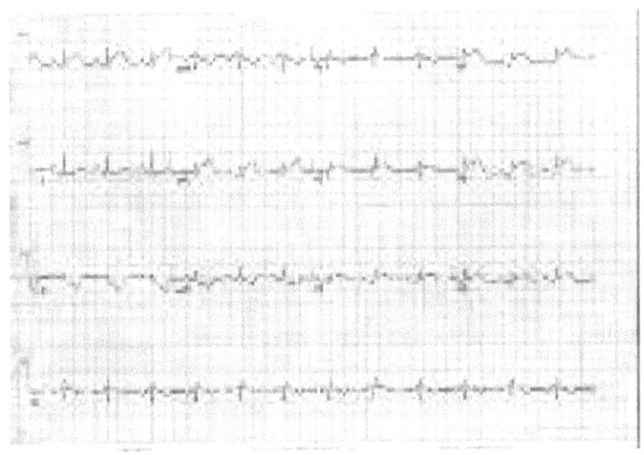

Figura II: O eletrocardiograma mostra elevação lateral do segmento ST correspondente a um enfarte agudo do miocárdio da parede lateral. Enfarte do miocárdio da parede lateral(17)

É possível obter um benefício prognóstico moderado com a dissecção da artéria próxima do enfarte, mesmo que a recanalização não seja efectuada até 6 horas ou mais após o início dos sintomas, ou seja, quando o salvamento de uma porção significativa do miocárdio isquémico já é improvável. A abertura da artéria próxima do enfarte pode melhorar a função ventricular, o fluxo sanguíneo colateral e a remodelação ventricular, e reduzir a extensão do enfarte, a formação de aneurismas ventriculares, a dilatação do ventrículo esquerdo, as arritmias tardias associadas aos aneurismas ventriculares e a mortalidade(18-22).

Parece que a toma de beta-bloqueadores, de inibidores da enzima de conversão da angiotensina (ECA), de antagonistas dos receptores da angiotensina II e de estatinas é benéfica (17).

O Colégio Americano de Cardiologia (ACC) / Associação Americana do Coração (AHA) / Sociedade Europeia de Cardiologia / Federação Mundial do Coração publicou o estudo "Observations From the TRITON-TIMI 38 Trial" (Trial to Assess Improvement in Therapeutic Outcomes by Optimizing Platelet Inhibition With Prasugrel-Thrombolysis in Myocardial Infarction 38), no qual se estabelece mais claramente uma definição universal de enfarte do miocárdio, bem como um sistema de classificação e factores de risco de morte cardiovascular(23).

Epidemiologia do enfarte do miocárdio

O enfarte do miocárdio é uma forma frequente de doença isquémica do coração. Em 2004, a Organização Mundial de Saúde estimou que 12,2% das mortes em todo o mundo se deviam à doença coronária;(16) nos países de rendimento alto e médio, é a principal causa de morte e, nos países de rendimento baixo, a segunda principal causa, a seguir às infecções do trato respiratório inferior.(16) Todos os anos, mais de 3 milhões de pessoas em todo o mundo sofrem um STEMI e 4 milhões um NSTEMI.(24) O STEMI é aproximadamente duas vezes mais comum nos homens do que nas mulheres.(25)

As taxas de mortalidade por doença cardíaca coronária (DCC) abrandaram ou diminuíram na maioria dos países de rendimento elevado, embora nos EUA uma em cada três mortes ainda se devesse a doenças cardiovasculares em 2008.(26) Nos países em desenvolvimento, contudo, a DCC está a tornar-se uma causa de morte cada vez mais comum. Na Índia, por exemplo, as doenças cardiovasculares foram a principal causa de morte em 2004, sendo responsáveis por 1,46 milhões de mortes (14% de todas as mortes), e prevê-se que a mortalidade por doenças cardiovasculares duplique entre 1985 e 2015.(27) A nível mundial, estima-se que o número de anos de vida ajustados por incapacidade (DALY) perdidos devido à doença coronária corresponda a 5,5% do número total de DALY em 2030, o que a torna a segunda principal causa de incapacidade (a seguir às perturbações depressivas unipolares) e a principal causa de morte durante este período.(15)

Dados demográficos do enfarte do miocárdio

Predisposição sexual para doenças cardiovasculares

Os homens predominam na incidência de doenças cardiovasculares até cerca dos 70 anos de idade, após o que as taxas de incidência se equilibram entre os sexos. As mulheres na pré-menopausa parecem estar protegidas, até certo ponto, contra a aterosclerose, talvez devido à ação dos estrogénios(28).

Predisposição para a idade nas doenças cardiovasculares

A incidência de doenças cardiovasculares aumenta com a idade, embora o enfarte agudo do miocárdio seja raro em crianças e adolescentes. A maioria dos doentes que sofrem um enfarte agudo do miocárdio tem mais de 60 anos. Os idosos também têm uma taxa de morbilidade e mortalidade mais elevada nos casos de enfarte do miocárdio. A idade (>75 anos) é o preditor mais forte de mortalidade aos 90 dias em doentes com EAMCST submetidos a intervenção coronária percutânea. A atenção deve continuar a centrar-se na melhoria dos resultados nestes doentes de alto risco(28).

Anatomia do coração

As artérias coronárias direita e esquerda geralmente surgem independentemente de óstios separados em relação aos cotos das válvulas aórticas direita e esquerda(23).

A artéria coronária descendente anterior esquerda (DAE) e a artéria coronária circunflexa esquerda (CAE) nascem da bifurcação do tronco da artéria coronária esquerda e irrigam a parte anterior do ventrículo esquerdo (VE), a maior parte do septo interventricular (dois terços anteriores), o ápex e as paredes lateral e posterior do VE. A artéria coronária direita (ACD) supre normalmente o ventrículo direito (VD), o terço posterior do septo interventricular, a parede inferior (superfície diafragmática) do ventrículo esquerdo (VE) e parte da parede posterior do VE (através de um ramo descendente posterior)(23).

Quando a artéria coronária descendente posterior (CDP), que supre o septo interventricular posterior, origina-se da artéria XCE, diz-se que a circulação é levodominante. Mais frequentemente, a ATP origina-se da ACD, sendo esta anatomia denominada de circulação dominante direita(23).

Em dois terços dos pacientes, o primeiro ramo da ACD é o cone arterioso, que alimenta o cone arterioso (a via de saída do VD); às vezes, o cone arterioso surge de uma boca separada(23).

Em 60% dos pacientes, a artéria do nó sinusal origina-se da artéria CD proximal e em 40% da artéria LCX. Os ramos anteriores suprem a parede livre do VE e os ramos periféricos agudos suprem o VE. Se a ACD alcança a crux (origem da APD), ela supre o nó atrioventricular (AV) (90%); caso contrário, o nó AV é suprido pela CLX. (17)

Como resultado, o bloqueio da STC geralmente afeta o nó sinusal e o nó AV, resultando em bradicardia com ou sem bloqueio cardíaco. Não é de surpreender que a oclusão da STC se manifeste frequentemente como bradicardia sinusal, bloqueio AV, enfarte do miocárdio do VD e/ou enfarte do miocárdio inferoposterior (IM). (17)

Fisiopatologia do enfarte do miocárdio

O espetro da lesão do músculo cardíaco depende não só da intensidade da perturbação da perfusão do músculo cardíaco, mas também da duração e da extensão das necessidades metabólicas no momento do evento. A lesão do músculo cardíaco é essencialmente o resultado de uma reação tecidular que envolve apoptose (morte celular) e alterações inflamatórias. Consequentemente, os corações de pacientes que morrem subitamente de doença coronariana aguda podem mostrar pouca ou nenhuma evidência de dano miocárdico na autópsia. (17)

Um enfarte do miocárdio típico manifesta-se inicialmente como necrose de coagulação, seguida eventualmente de fibrose do miocárdio. A necrose de contração é também observada em muitos doentes que sofrem de isquémia. Segue-se a reperfusão ou é acompanhada por uma estimulação adrenérgica maciça, muitas vezes acompanhada de miocitólise. (17)

O sistema arterial coronário esquerdo estende-se por uma área maior do que o sistema arterial coronário direito, pelo que um enfarte do miocárdio neste sistema tem maior probabilidade de resultar em lesão significativa com disfunção, congestão pulmonar e fraca capacidade de ejeção. A oclusão da artéria coronária esquerda também pode causar distúrbios de condução do hemibloqueio anterior esquerdo ou do hemibloqueio posterior superior esquerdo, efeitos estes confirmados por alterações do eixo anterior no ECG. (17)

Infarto do miocárdio inferior e infarto do miocárdio do ventrículo direito

Em casos graves de enfarte agudo do miocárdio com lesão inferior da parede do VE, o sangue que flui para a frente do VE pode não ser suficiente para encher o VE, resultando numa queda da pressão arterial, mesmo que o VE esteja intacto.

A ativação dos quimiorreceptores no miocárdio desencadeia uma descarga eferente vagal (parassimpática), conhecida como reflexo de Bezold-Jarisch, que provoca bradicardia e vasodilatação que pode baixar ainda mais a pressão arterial. A adenosina pode acumular-se na zona do enfarte devido à inibição local da adenosina desaminase, actuando a aminofilina como um antagonista farmacológico. As alterações hemodinâmicas são semelhantes às observadas na compressão pericárdica ou no tamponamento. Os doentes com esta patologia respondem bem à infusão de solução normal de cloreto de sódio. A melhoria proporcionada por esta infusão compensa a falta de efeito de bombeamento do VD, reduz o tónus vagal e desactiva os sensores de pressão que enviam um sinal hormonal aos rins para reter sal (17).

Perturbações do ritmo cardíaco

Para além dos efeitos diretos da isquémia e da hipoxia tecidular, a redução da excreção de metabolitos nocivos, como o potássio, o cálcio, os lípidos anfófilos e os radicais livres concentradores de oxigénio, também afecta a função ventricular. Estas deficiências contribuem para o desenvolvimento de arritmias cardíacas potencialmente fatais. (17)

Pericardite

A inflamação epicárdica pode levar à pericardite, que ocorre em mais de 20% dos pacientes com enfarte de onda Q (17).

função sistólica reduzida

A falta de oxigénio suficiente e um fornecimento inadequado de metabolitos ao músculo cardíaco reduzem a força de contração muscular e o movimento sistólico da parede na zona em questão. (17)

Movimento anormal da parede regional

Mesmo uma breve falta de fornecimento de oxigénio e de metabolitos essenciais ao miocárdio reduz o relaxamento diastólico e leva a uma função contrátil sistólica regional comprometida, espessamento da parede e movimento anormal da parede. Se a lesão for extensa, isto pode levar a uma redução do volume do batimento e do débito cardíaco (17).

Hipocinesia e acinesia

Tipicamente, as áreas de hipocinesia e acinesia no miocárdio ventricular reflectem a localização e a extensão da lesão miocárdica. O ecocardiograma abaixo mostra sinais de hipocinesia.

Extensão do enfarte do miocárdio

A dilatação do miocárdio enfartado e a consequente dilatação ventricular (ou seja, a remodelação ventricular) ocorrem geralmente poucas horas após o início do enfarte do miocárdio. A expansão do enfarte do miocárdio leva ao adelgaçamento da zona de enfarte e à remodelação das camadas de tecido dentro e perto da zona de enfarte, resultando em dilatação ventricular. (17)

Rutura do miocárdio

Antes do advento dos trombolíticos, 10% dos enfartes fatais do miocárdio eram seguidos de rutura do miocárdio, mas esta situação é muito mais rara atualmente. Quando a rutura ocorre, pode estar associada a enfartes maiores; as indicações são o choque cardiogénico ou arritmias hemodinamicamente significativas. Os doentes podem ter antecedentes de hipertensão arterial com hipertrofia ventricular. (17)

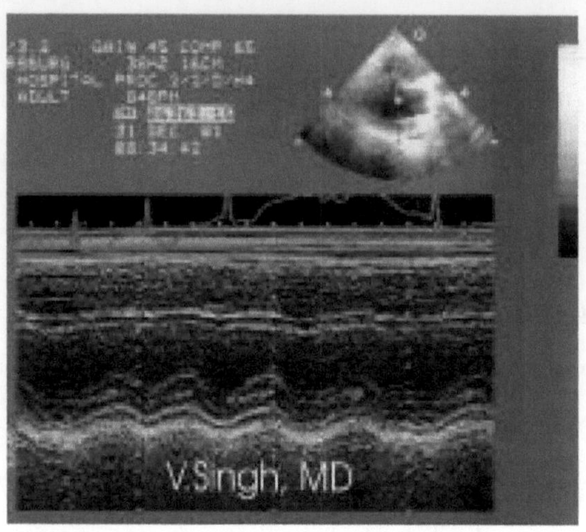

Figura III: Hipocinesia da parede ântero-septal observada no ecocardiograma. Ecocardiograma em paciente com enfarte agudo do miocárdio. enfarte do miocárdio anterosseptal (17)

Aneurisma ventricular

O aneurisma ventricular é uma protrusão para fora de um segmento não-contrátil. Nos primórdios da imagiologia cardíaca, os aneurismas ventriculares estavam presentes em 20% dos doentes com enfarte do miocárdio de onda Q, mas atualmente estão presentes em menos de 8% dos doentes(17).

Choque cardiogénico

Em doentes com lesão miocárdica extensa, o fluxo sanguíneo coronário diminui enquanto o débito cardíaco diminui e a frequência cardíaca aumenta. Uma vez que a doença arterial coronária é geralmente generalizada ou difusa, a isquemia numa área distante do segmento afetado pode levar a um círculo vicioso em que um enfarte do miocárdio gaguejante e disseminado acaba por resultar em insuficiência ventricular esquerda profunda, hipotensão e choque cardiogénico (17).

Efeitos na função diastólica

Imediatamente após um enfarte do miocárdio, a capacidade de relaxamento do miocárdio isquémico é reduzida. O relaxamento é um processo ativo que consome ATP. O relaxamento deficiente aumenta o volume diastólico final do VE (VDFVE) e a pressão diastólica final do VE (PDFVE). (17)

O aumento do VDF leva à dilatação ventricular, ao aumento da pressão venosa pulmonar, à diminuição da complacência pulmonar e ao edema pulmonar intersticial e (possivelmente) alveolar. Estes efeitos levam a um aumento da hipoxemia, que pode agravar as lesões isquémicas do miocárdio (17).

Tipos patológicos

Dependendo da patologia, existem dois tipos principais de enfarte agudo do miocárdio:

- O IAM transmural está associado a aterosclerose que afecta uma artéria coronária principal. Pode ser classificado como infarto anterior, posterior, inferior, lateral ou septal. Os enfartes transmurais estendem-se por toda a espessura do miocárdio e são geralmente o resultado da oclusão completa da zona irrigada. Para além disso, o ECG revela uma elevação do segmento ST e das ondas Q.
- No IAM subendocárdico, é afetada uma pequena área da parede subendocárdica do ventrículo esquerdo, o septo ventricular ou os músculos papilares. A área subendocárdica é particularmente sensível à isquémia. Além disso, o ECG revela uma queda do segmento ST(29).

Factores de risco para o enfarte do miocárdio

Muitos factores de risco de enfarte do miocárdio podem ser modificados, o que permite evitar muitos casos.

- ***Estilo de vida***

O tabagismo é responsável por cerca de 36% dos casos de doença coronária e a obesidade por 20%. A falta de atividade física está associada a 7-12% dos casos. O stress no trabalho desempenha um papel secundário e é responsável por cerca de 3% dos casos. Níveis elevados de stress crónico podem ser responsáveis por alguns casos(30-32).

Fumar, incluindo o tabagismo passivo Exposição a curto prazo à poluição atmosférica, incluindo monóxido de carbono, dióxido de azoto e dióxido de enxofre, mas não ozono. A falta de atividade física, os factores psicossociais como o baixo estatuto socioeconómico, o isolamento social e as emoções negativas aumentam o risco e estão associados a piores resultados após o enfarte. Os factores socioeconómicos, como os baixos níveis de educação e de rendimento (particularmente entre as mulheres) e a coabitação sem casamento, estão também correlacionados com um risco acrescido de enfarte do miocárdio. Álcool - o consumo excessivo de álcool a longo prazo pode aumentar o risco de enfarte do miocárdio(33-36).

Existem poucas provas de que o consumo de gorduras saturadas e polinsaturadas influencie o risco. As gorduras trans parecem aumentar o risco (37).

- ***Doença***

Diabetes mellitus (de tipo 1 ou 2), hipertensão arterial, dislipidemia/hipercolesterolemia (níveis anormais de lipoproteínas no sangue), nomeadamente níveis elevados de lipoproteínas de baixa densidade, níveis baixos de lipoproteínas de alta densidade e níveis elevados de triglicéridos, e obesidade (definida por um índice de massa corporal superior a 30 kg/m^2 ou, na sua falta, pelo perímetro da cintura ou pela relação cintura-quadril)(33, 38, 39).

Uma série de infecções agudas e crónicas, incluindo : Chlamydophila pneumoniae, gripe, Helicobacter pylori, Porphyromonas gingivalis e outras, têm sido associadas à aterosclerose e ao enfarte do miocárdio. Em 2013, não havia provas de um benefício dos antibióticos ou das vacinas, o que põe em causa esta ligação(40, 41).

- ***Outros***

Os homens correm mais riscos do que as mulheres em qualquer idade, especialmente antes da menopausa, mas como as mulheres geralmente vivem mais tempo do que os homens, a doença coronária causa um pouco mais de mortes nas mulheres.

uma história familiar de doença coronária ou enfarte do miocárdio, especialmente se tiver um familiar de primeiro grau (pai, irmão, mãe, irmã) que tenha sofrido um enfarte do miocárdio "prematuro" (definido como tendo ocorrido antes dos 55 anos (homens) ou 65 anos (mulheres))(36, 42)

As mulheres que tomam contraceptivos orais combinados têm um risco moderadamente aumentado de enfarte do miocárdio, sobretudo na presença de outros factores de risco como o tabagismo(43).

O aumento da incidência de enfarte do miocárdio está associado à hora do dia, especialmente por volta das 9 horas da manhã(44-46).

O risco de enfarte do miocárdio aumenta com a idade(36).

Etiologia do enfarte do miocárdio

A aterosclerose é a doença que causa a maioria dos casos de SCA. Cerca de 90% dos enfartes do miocárdio devem-se a tromboses agudas que obstruem uma artéria coronária aterosclerótica. A rutura e a erosão da placa são consideradas os principais factores desencadeantes da trombose coronária. Após a erosão ou rutura da placa, há ativação e agregação de plaquetas sanguíneas, ativação da via de coagulação e vasoconstrição endotelial, levando à trombose e oclusão coronária(47-50).

No leito vascular coronário, a dinâmica do fluxo e a tensão de cisalhamento endotelial estão envolvidas na patogénese da formação de placas. Há evidências de que as lesões causadoras são, em muitos casos, estenoses inferiores a 70%, localizadas proximalmente na árvore coronária. A aterosclerose coronária é particularmente pronunciada na proximidade de ramos vasculares. As lesões causais, que estão particularmente expostas ao risco de rutura, são ateromas com um grande número de macrófagos e um grande núcleo rico em lípidos rodeado por um fino envelope fibroso (47-50).

Os factores de risco não modificáveis para a aterosclerose são os seguintes

- Antiga
- Género
- História familiar de doença coronária prematura
- Calvície nos homens

Os factores de risco modificáveis para a aterosclerose são os seguintes:

- Fumar ou utilizar outros produtos do tabaco
- Diabetes mellitus
- Hipertensão
- Hipercolesterolemia e hipertrigliceridemia, incluindo perturbações hereditárias das lipoproteínas
- Dislipidemia
- Obesidade
- Estilo de vida sedentário e/ou falta de atividade física
- Stress psicossocial
- Má higiene oral
- Personalidade tipo A

Níveis elevados de homocisteína e a presença de doença vascular periférica são também factores de risco para a aterosclerose(47-50).

Desenvolvimento de trombos intramurais

A inflamação da superfície endocárdica e a congestão do fluxo sanguíneo, combinadas com a acinesia regional (ausência de movimento da parede) ou discinesia (movimento anormal da parede, passivamente invertido), podem levar à formação da

Trombos na parede ventricular que podem ser embolizados. (47-50)

Nos doentes que sofreram um enfarte agudo do miocárdio, existe um risco de lesões cerebrovasculares devido a embolias de trombos na parede ventricular; a incidência é de aproximadamente 1%.

Causas de enfarte do miocárdio que não a aterosclerose

As causas não ateroscleróticas de enfarte do miocárdio são as seguintes

- Oclusões coronárias devidas a vasculite
- Hipertrofia ventricular (por exemplo, hipertrofia ventricular esquerda, estenose subaórtica hipertrófica idiopática [IHSS], doença valvular subjacente)
- Embolia da artéria coronária causada por colesterol, ar ou produtos de sepsia
- Anomalias congénitas das artérias coronárias
- Traumatismo coronário
- Vasoespasmo coronário primário (angina de peito)
- consumo de drogas (por exemplo, cocaína, anfetaminas, efedrina)
- Arterite

- Anomalias coronárias, incluindo aneurismas das artérias coronárias

- factores que aumentam a necessidade de oxigénio, como esforço físico intenso, febre ou hipertiroidismo

- factores que reduzem o fornecimento de oxigénio, como a hipoxemia na anemia grave
  - Dissecção da aorta com envolvimento retrógrado das artérias coronárias
  - Válvula cardíaca infetada por uma passagem oval aberta
  - Hemorragia gastrointestinal significativa (47-50)

Além disso, um enfarte do miocárdio pode ser causado por hipóxia devido a envenenamento por monóxido de carbono ou doença pulmonar aguda. Os enfartes ligados à doença pulmonar geralmente ocorrem quando a carga miocárdica aumenta drasticamente em relação à quantidade de sangue disponível. (47-50)

Embora rara, a doença cardíaca isquémica pode ocorrer em crianças como parte da síndrome de Marfan, doença de Kawasaki, arterite de Takayasu, progeria e necrose medular quística(47-50).

Estudos imagiológicos como a TC torácica com contraste ou o ecocardiograma transesofágico devem ser utilizados para distinguir o enfarte do miocárdio da dissecção da aorta em doentes com um diagnóstico duvidoso. Uma dissecção aórtica tipo A de Stanford pode ser retrógrada e causar oclusão e dissecção coronária, o que pode levar a enfarte do miocárdio. Em um estudo, 8% dos pacientes com dissecção aórtica tipo A de Stanford apresentaram elevação de ST no ECG. (47-50)

Também foram relatados casos de enfarte do miocárdio devido a traumatismo torácico, geralmente após traumatismo torácico grave, como acidentes de viação e lesões desportivas. (47-50)

Enfarte agudo do miocárdio em crianças

O enfarte agudo do miocárdio em crianças e adolescentes é raro. Enquanto os adultos adquirem a doença arterial coronária como resultado da deposição ao longo da vida de ateromas e placas, causando espasmo e trombose da artéria coronária, as crianças com enfarte agudo do miocárdio têm geralmente ou doença inflamatória aguda da artéria coronária ou uma origem anormal da artéria coronária esquerda. O enfarte do miocárdio intrauterino também ocorre, muitas vezes em associação com estenose da artéria coronária(51).

Prognóstico do enfarte do miocárdio

Um terço dos doentes com EAMCST morre nas 24 horas seguintes ao início da isquémia, e muitos sobreviventes sofrem de morbilidade significativa. No entanto, a mortalidade relacionada com o STEMI tem vindo a diminuir de forma constante ao longo das últimas décadas(17).

O enfarte agudo do miocárdio está associado a uma taxa de mortalidade de 30%; metade de todas as mortes ocorrem antes da admissão no hospital. Além disso, 5-10% dos sobreviventes morrem no prazo de um ano após o enfarte do miocárdio. Cerca de metade dos doentes que sofreram um enfarte do miocárdio são readmitidos no hospital no prazo de um ano após o evento.(17)

Num estudo que analisa a influência do tempo pré-hospitalar no resultado do STEMI, Chughatai et al. sugerem a utilização do "tempo total até ao tratamento" em vez do "tempo desde a porta até ao balão" como indicador primário. Isto porque o tempo passado no local do acidente constitui a maior parte do "tempo pré-hospitalar". O estudo comparou grupos cujo tempo total de tratamento foi superior a 120 minutos com aqueles cujo tempo total de tratamento foi inferior ou igual a 120 minutos e concluiu que a taxa de mortalidade foi de 4 em comparação com 0 e que a transferência para uma unidade de cuidados terciários foi de 3 em comparação com 1.(52)

Globalmente, o prognóstico é muito variável e depende em grande parte da extensão do enfarte, da função residual do ventrículo esquerdo e do facto de o doente ter ou não sido submetido a revascularização(52).

Um prognóstico mais favorável está associado aos seguintes factores

- Reperfusão precoce bem sucedida (objectivos STEMI: doente admitido para infusão de fibrinólise no prazo de 30 minutos OU doente admitido para intervenção coronária percutânea no prazo de 90 minutos)
- Função ventricular esquerda preservada
- Tratamento a curto e longo prazo com beta-bloqueadores, aspirina e inibidores da ECA (52)

Um prognóstico menos favorável está associado aos seguintes factores

- Aumento da idade
- Diabetes
- História de doença vascular (por exemplo, doença cerebrovascular ou doença vascular periférica)
- Thrombolysis in Myocardial Infarction Increased Risk Score (TIMI) para angina instável / NSTEMI (7 factores: Idade >65 anos, >3 factores de risco cardíaco, história de doença arterial coronária, desvio do segmento ST >0,5 mm, >2 episódios de angina nas últimas 24 horas, uso de aspirina na última semana e enzimas cardíacas elevadas)(53)
- Reperfusão tardia ou falhada
- Função ventricular esquerda mal preservada (preditor mais forte de resultado)
- Sinais de insuficiência cardíaca congestiva (classificação de Killip > II)[19] ou edema pulmonar aberto (classificação de Killip > III) (54)

- Aumento dos níveis de peptídeo natriurético do tipo B (BNP)
- Níveis elevados de proteína C-reactiva altamente sensível (hs-CRP), um marcador não específico de inflamação
- A atividade da fosfolipase A2 associada aos secretores está associada à aterosclerose e prediz a mortalidade geral em doentes idosos; prediz também a mortalidade ou o enfarte do miocárdio em doentes com doença arterial coronária.

O estudo de Alherbish et al. mostrou que, em doentes com STEMI, a presença de uma anomalia de ST na derivação aVR do ECG representava um risco acrescido de mortalidade. Os dados do estudo APEX-AMI (Pexelizumab in Conjunction With Angioplasty in Acute Myocardial Infarction) foram examinados para determinar a frequência e o valor prognóstico de um desvio aVR-ST em doentes com STEMI que foram submetidos a intervenção coronária percutânea primária nas seis horas seguintes ao início dos sintomas; Os investigadores descobriram que um desvio no aVR-ST estava associado a um aumento relativo de 50% no risco de morte no prazo de 90 dias em doentes com enfarte não-infarto, enquanto uma elevação no aVR-ST em doentes com enfarte não-infarto estava associada a um aumento de quase 6 vezes neste risco.(55-58)

Glicose no sangue

Beck et al. verificaram que níveis elevados de glicemia na admissão estavam associados a um aumento da mortalidade a curto prazo em doentes não diabéticos com um primeiro enfarte agudo do miocárdio. A análise dos dados do Registo Alemão de Enfarte do Miocárdio revelou que em 1631 doentes não diabéticos com enfarte agudo do miocárdio, cujos níveis de glicemia na admissão eram superiores a 152 mg/dl (quartil superior), o risco de morte no prazo de 28 dias era mais elevado do que nos doentes do quartil inferior (odds ratio, 2,82; intervalo de confiança de 95%, 1,30-6,12). No entanto, nos 659 doentes diabéticos de tipo 2 incluídos, os níveis de glucose no sangue à admissão não foram significativamente associados à mortalidade a curto prazo. Beck et al. concluíram que os doentes não diabéticos com enfarte agudo do miocárdio e níveis elevados de glicose constituíam um grupo de alto risco que necessitava de uma abordagem agressiva(59).

Depressão psicológica

A combinação de enfarte agudo do miocárdio e depressão psicológica parece piorar o prognóstico do doente. O enfarte agudo do miocárdio pode causar depressão reactiva, independentemente da administração de beta-bloqueantes ou outros agentes do SNC(59).

Hibernação do miocárdio e miocárdio anestesiado

Após uma ou mais lesões isquémicas, a alteração do movimento da parede é frequentemente temporária (dormência do miocárdio) ou mais duradoura (hibernação do miocárdio). Estes fenómenos devem-se à perda de metabolitos importantes, como a adenosina, necessária para a contração dependente do trifosfato de adenosina (ATP). A hibernação, um distúrbio persistente da mobilidade da parede que pode ser tratado por revascularização, deve ser distinguida de uma lesão permanente e irreversível ou de um enfarte completo(59).

Tecido cicatricial e prognóstico

A cicatrização de menos de um terço da espessura da parede, tal como observada na RM com contraste, está mais provavelmente associada à recuperação da função miocárdica, ao passo que a cicatrização de mais de um terço da espessura da parede tem um potencial limitado de recuperação terapêutica (exceto nos casos em que é realizada terapia celular ou revisão cirúrgica da cicatriz). Outras caraterísticas associadas à recuperação são a atividade da tomografia por emissão de positrões (PET) de 2-[flúor-18]-fluoro-2-desoxi-D-glicose (FDG) e uma resposta contrátil monofásica ou bifásica à infusão de dobutamina induzida por isquémia. A ilustração seguinte mostra o tecido cicatricial cardíaco(59).

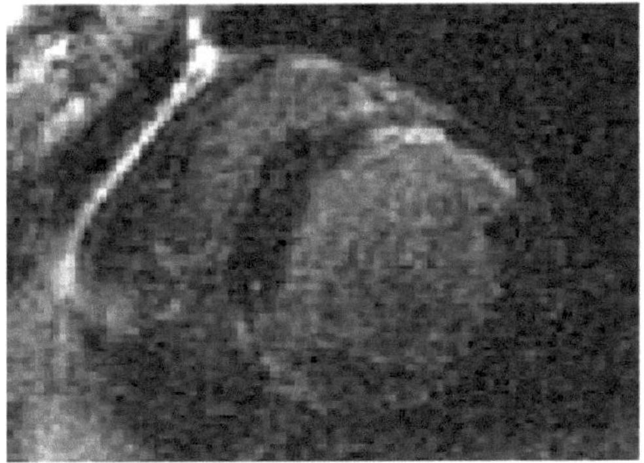

Figura IV: A imagem mostra uma cicatriz na parede anterior(59).

Classificação do enfarte do miocárdio

Dependendo da patologia, existem dois tipos principais de enfarte agudo do miocárdio: (60)

- O IAM transmural está associado a aterosclerose que afecta uma artéria coronária principal. Pode ser classificado como infarto anterior, posterior, inferior, lateral ou septal. Os enfartes transmurais estendem-se por toda a espessura do miocárdio e resultam geralmente da oclusão completa da zona irrigada. Além disso, o eletrocardiograma mostra elevações do segmento ST e da onda Q. Os doentes não podem, portanto, ser considerados como tendo sofrido um enfarte do miocárdio.
- No IAM subendocárdico, uma pequena área da parede subendocárdica do ventrículo esquerdo, do septo ventricular ou dos músculos papilares é afetada. A área subendocárdica é particularmente vulnerável à isquémia.[(60)] Além disso, o ECG revela depressão do segmento ST.

No contexto clínico, o enfarte do miocárdio pode ainda ser dividido em STEMI e NSTEMI com base nas alterações do ECG. O termo "enfarte do miocárdio" é por vezes incorretamente utilizado para descrever a morte súbita cardíaca, que pode ou não ser o resultado de um enfarte do miocárdio. O enfarte do miocárdio distingue-se da paragem cardíaca, ou seja, quando o coração deixa de bater, e das perturbações do ritmo cardíaco, que podem, no entanto, ser a causa. O enfarte do miocárdio também se distingue da insuficiência cardíaca, em que a função de bombeamento do coração está comprometida; o enfarte grave pode, no entanto, levar à insuficiência cardíaca.(61) No documento de consenso de 2007, o enfarte do miocárdio é classificado em cinco tipos principais:(62)

- Enfarte espontâneo tipo 1 associado a isquémia devido a um evento coronário primário, como erosão e/ou rutura da placa, fissura ou dissecção.
- Tipo 2 - enfarte do miocárdio resultante de isquemia devido a um aumento da procura de oxigénio ou a uma redução do fornecimento de oxigénio, como espasmo da artéria coronária, embolia coronária, anemia, arritmia, hipertensão ou hipotensão.
- Tipo 3 - morte cardíaca súbita e inesperada, incluindo paragem cardíaca, frequentemente acompanhada de sintomas sugestivos de isquémia do miocárdio, com nova elevação do segmento ST ou novo bloqueio do ramo esquerdo, ou a deteção de um trombo recente numa artéria coronária na angiografia e/ou autópsia, ocorrendo a morte antes de serem colhidas amostras de sangue ou antes de estarem presentes biomarcadores cardíacos no sangue.
- Tipo 4 - em associação com angioplastia coronária ou stents :
- Tipo 4a - Enfarte do miocárdio relacionado com ICP
- Tipo 4b - Enfarte do miocárdio associado a trombose de stent, confirmado por angiografia ou autópsia
- Tipo 5 - Enfarte do miocárdio em combinação com cirurgia de revascularização do miocárdio

A incidência de ataques cardíacos aumenta em caso de esforço intenso, quer se trate de stress psicológico ou de atividade física, sobretudo se o esforço for mais intenso do que o que a pessoa realiza normalmente. Em pessoas em boas condições físicas, um período de atividade física intensa seguido de um período de recuperação está associado a um aumento de seis vezes na incidência de ataques cardíacos. Nas pessoas em más condições físicas, a diferença de frequência é mais de 35 vezes superior. Um dos mecanismos observados para explicar este fenómeno é o aumento da pressão de pulso, que reforça o estiramento das paredes arteriais. Este estiramento provoca um cisalhamento significativo dos ateromas, o que faz com que os detritos se desprendam dos mesmos. Estes detritos dispersam-se pelos vasos sanguíneos e acabam por obstruir as grandes artérias coronárias. Uma infeção aguda grave, como uma pneumonia, pode levar a um ataque cardíaco. A relação entre a infeção por Chlamydophila pneumoniae e a aterosclerose é controversa(63).

Embora este microrganismo intracelular tenha sido detectado em placas ateroscleróticas, não há provas formais de que possa ser considerado um fator causal.(63) Não está provado que o tratamento antibiótico de doentes com aterosclerose estabelecida reduza o risco de enfarte do miocárdio ou outras doenças coronárias.(64)

O aumento da incidência de ataques cardíacos está ligado à hora do dia, em particular às horas da manhã, mais precisamente às 9 horas(65- 67). Alguns investigadores observaram que a capacidade de agregação das plaquetas muda de acordo com o ritmo circadiano, embora não tenham estabelecido uma relação causa-efeito(68).

Sinais e sintomas

O início dos sintomas de um enfarte do miocárdio é geralmente gradual, ao longo de vários minutos, e raramente imediato.(69) A dor no peito é o sintoma mais comum de um enfarte agudo do miocárdio e é frequentemente descrita como uma sensação de aperto, pressão ou opressão. A dor no peito causada por isquémia (falta de sangue e, portanto, de oxigénio) no músculo cardíaco é conhecida como angina de peito. A dor irradia geralmente para o braço esquerdo, mas pode também propagar-se ao maxilar inferior, ao pescoço, ao braço direito, às costas e à parte superior do abdómen, onde pode imitar a azia(13, 70).

O sinal de Levine, através do qual os doentes localizam a dor torácica cerrando os punhos acima do esterno, tem sido classicamente considerado um elemento de prognóstico para a dor torácica cardíaca, mas um estudo observacional prospetivo demonstrou que tem um valor preditivo positivo baixo(71).

A falta de ar (dispneia) ocorre quando a lesão cardíaca limita a função do ventrículo esquerdo, levando à insuficiência ventricular esquerda e ao subsequente edema pulmonar. Outros sintomas incluem diaforese (transpiração excessiva), fraqueza, tonturas, náuseas, vómitos e palpitações. Estes sintomas são provavelmente causados pela libertação significativa de catecolaminas pelo sistema nervoso simpático em resposta à dor e aos distúrbios hemodinâmicos resultantes da disfunção cardíaca(72, 73).

Em caso de enfarte do miocárdio, é possível a perda de consciência (devido a um fornecimento inadequado de sangue ao cérebro e ao choque cardiogénico) e a morte súbita (frequentemente devido a fibrilhação ventricular)(13).

As mulheres, os idosos e os doentes com diabetes mellitus referem mais frequentemente sintomas atípicos do que os homens e os jovens.(74, 75) As mulheres também referem um maior número de sintomas do que os homens (2,6 sintomas em média, em comparação com 1,8 para os homens). Os sintomas de enfarte mais comuns nas mulheres incluem falta de ar, fraqueza e fadiga. Segundo os relatórios, a fadiga, as perturbações do sono e a dispneia são sintomas comuns que podem surgir até um mês antes de um evento isquémico clinicamente significativo. Nas mulheres, a dor no peito pode ter menos impacto no prognóstico da isquémia coronária do que nos homens. Nas mulheres, podem também ocorrer dores nas costas ou no maxilar durante um ataque(76).

Pelo menos um quarto dos enfartes ocorre sem dor torácica ou outros sintomas.(77) Estes casos podem ser descobertos mais tarde no eletrocardiograma, durante a análise de enzimas sanguíneas ou na autópsia, sem que tenha havido qualquer sintoma prévio. As estimativas da prevalência do enfarte do miocárdio silencioso variam entre 22% e 64%(9).

A evolução silenciosa é mais frequente nos idosos, nos doentes com diabetes mellitus e após transplante cardíaco, provavelmente porque o dador

O coração não é totalmente inervado pelo sistema nervoso do recetor (9),

78, 79)

Nas pessoas com diabetes, as diferenças no limiar da dor, a neuropatia autonómica e os factores psicológicos foram apresentados como possíveis explicações para a ausência de sintomas(78).

Qualquer conjunto de sintomas associados a uma interrupção súbita do fluxo sanguíneo para o coração é conhecido como síndrome coronário agudo(80).

O diagnóstico diferencial inclui outras causas catastróficas de dor torácica, como embolia pulmonar, dissecção da aorta, derrame pericárdico causando tamponamento cardíaco, pneumotórax de tensão e rutura do esófago. Outros sinais diferenciais não catastróficos são o refluxo gastro-esofágico e a síndrome de Titze(81).

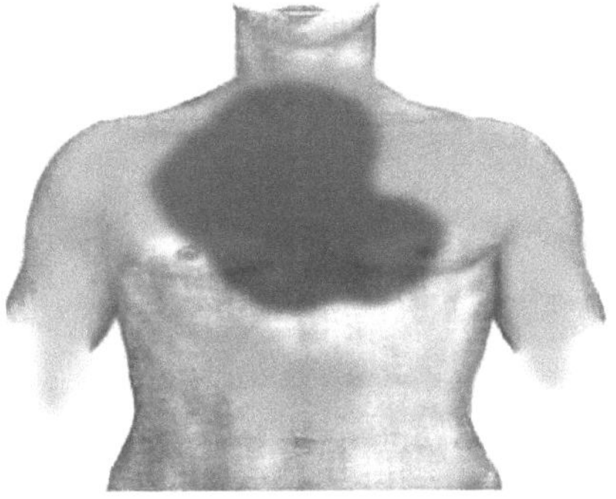

Figura V: Diagrama das áreas dolorosas no enfarte do miocárdio; vermelho escuro:

área mais típica, vermelho claro: outras áreas possíveis; vista da da cavidade torácica (29)

Quadro clínico dos doentes

A história é essencial para o diagnóstico do enfarte e, por vezes, pode ser o único elemento diagnóstico na fase inicial do tratamento do doente. Os doentes com um enfarte do miocárdio típico podem apresentar sintomas prodrómicos como fadiga, desconforto torácico ou mal-estar vários dias antes do evento; em contraste, um enfarte do miocárdio com supradesnivelamento do segmento ST típico pode ocorrer subitamente e sem aviso. Um enfarte ocorre mais frequentemente de manhã cedo, talvez em parte devido ao aumento da agregação plaquetária induzido pelas catecolaminas e ao aumento da concentração sérica do inibidor do ativador do plasminogénio-1 (PAI-1) que ocorre ao acordar. Regra geral, o início de um ataque não está diretamente ligado ao exercício físico intenso. Pelo contrário, é acompanhado pelo exercício físico. O risco imediato de enfarte do miocárdio é, em média, 6 a 30 vezes superior nas pessoas com um estilo de vida sedentário(82).

A cardiomiopatia de Takotsubo (CTT) é uma doença cardíaca aguda reversível, frequentemente desencadeada por eventos stressantes e muitas vezes confundida com enfarte agudo do miocárdio. Um relatório de 2012 mostrou que o desenvolvimento de TTC segue um padrão circadiano, com um pico à tarde, em contraste com a tendência dos STEMIs para ocorrerem de manhã. Este timing é consistente com os mecanismos subjacentes a eventos de vida stressantes, que frequentemente desencadeiam TTC.(82)

Deve ser mantido um elevado índice de suspeita de enfarte do miocárdio, particularmente em mulheres, diabéticos, doentes idosos, doentes com demência, doentes com insuficiência cardíaca, consumidores de cocaína, doentes com hipercolesterolemia e doentes com uma história familiar positiva de doença coronária precoce. Uma história familiar positiva é definida como um parente de primeiro grau do sexo masculino com 45 anos ou menos, ou um parente de primeiro grau do sexo feminino com 55 anos ou menos, que tenha tido um enfarte do miocárdio.

Outros sintomas de um enfarte do miocárdio incluem os seguintes:

- Medos
- Tonturas ligeiras com ou sem desmaio
- Tosse
- Náuseas com ou sem vómitos
- Diaforese
- Dispneia

O doente pode lembrar-se apenas da indigestão como um sinal de enfarte do miocárdio. Nalguns casos, os doentes não reconhecem a dor torácica, talvez porque adoptam uma atitude estoica, têm um limiar de dor anormalmente elevado, sofrem de uma doença que afecta o funcionamento do sistema nervoso e resulta num sistema de alerta anginoso defeituoso (por exemplo, diabetes mellitus) ou estão inconscientes devido a medicação ou a um fluxo sanguíneo cerebral diminuído. Os doentes idosos com alterações do estado mental ou demência pré-existentes podem não se lembrar dos sintomas mais recentes ou podem não ter quaisquer sintomas.

Exame físico

Em muitos doentes, a primeira manifestação de doença cardíaca isquémica é a morte súbita, provavelmente devido a perturbações malignas do ritmo ventricular. Os achados do exame físico no enfarte do miocárdio podem variar: um doente pode estar confortavelmente acamado e apresentar achados de exame normais, enquanto outro pode apresentar dor intensa, dificuldade respiratória significativa e necessidade de suporte ventilatório.

Os doentes com sintomas persistentes permanecem geralmente imóveis na cama e têm um aspeto pálido e flácido. A hipertensão pode preceder um enfarte ou ser a expressão de níveis elevados de catecolaminas devido a ansiedade, dor ou simpaticomiméticos exógenos. A hipotensão pode ser um sinal de disfunção ventricular relacionada. A hipotensão no enfarte do miocárdio indica geralmente um enfarte importante devido a uma diminuição da contratilidade cardíaca global ou a um enfarte do ventrículo direito. Pode ser observada disfunção valvular aguda. A disfunção valvular resulta geralmente de um enfarte que envolve o músculo papilar. A regurgitação mitral pode ocorrer como resultado de isquémia ou necrose do músculo papilar(83).

A dor torácica típica do enfarte agudo do miocárdio é intensa e não desaparece em 30 a 60 minutos. É retroesternal e irradia frequentemente para o pescoço, ombro e mandíbula, bem como para a face ulnar do braço esquerdo. A dor no peito é geralmente descrita como uma sensação de pressão na região subcostal, que também pode ser sentida como pressão, dor, ardor ou mesmo picada. Em alguns doentes, o sintoma é de natureza epigástrica, acompanhado de uma sensação de indigestão ou de plenitude e inchaço.

As manifestações atípicas são comuns e conduzem frequentemente a erros de diagnóstico. Além disso, qualquer doente pode apresentar sintomas atípicos que são considerados equivalentes a angina para esse doente. Por exemplo, um doente pode ter dores abdominais ou nos maxilares que são equivalentes a angina de peito. Um doente idoso pode apresentar um estado mental alterado. A dor torácica atípica é comum, particularmente em doentes idosos e diabéticos. No rastreio de doentes de alto e médio risco, deve ser observado um limiar baixo, uma vez que os seus equivalentes de angina de peito podem imitar outras manifestações. Os sintomas atípicos, como dor aguda, fadiga, fraqueza e outras perturbações inespecíficas, são mais frequentes nas mulheres. Podem também estar presentes diaforese, fraqueza, sensação de desgraça iminente, ansiedade profunda, confusão, pré-síncope, soluços, náuseas e vómitos e palpitações cardíacas.

A diminuição da frequência ventricular pode levar a uma perfusão deficiente dos órgãos vitais e a respostas reflexas compensatórias, como ansiedade, perturbações da consciência, palidez, vasoconstrição periférica e sudação, taquicardia e insuficiência pré-renal.

Por outro lado, a função diastólica limitada do ventrículo esquerdo leva à oclusão vascular pulmonar com dispneia e taquipneia e, por fim, edema pulmonar com ortopneia. A dispneia pode corresponder a angina de peito ou ser um sintoma de insuficiência cardíaca. Em doentes idosos ou diabéticos, a dispneia pode ser a única queixa. Em doentes com enfarte agudo do miocárdio de parede inferior com envolvimento do ventrículo direito, a distensão das veias do pescoço é geralmente descrita como um sinal de insuficiência ventricular direita. A função diastólica limitada do ventrículo direito também leva a hipertensão venosa sistémica, edema e hepatomegalia com refluxo abdominojugular, o que pode resultar em subenchimento do VE em resposta à solução salina e uma diminuição concomitante do débito cardíaco.(83)

Nos doentes idosos e diabéticos, os sintomas podem ser particularmente subtis, com queixas de fadiga, desmaios ou fraqueza. Os doentes idosos podem também apresentar apenas uma alteração do estado mental. Até metade dos casos de enfarte do miocárdio são clinicamente silenciosos, uma vez que não provocam os sintomas clássicos acima descritos e, por isso, não são reconhecidos pelo doente. Em 25% dos doentes idosos, nos quais ocorrem 50% dos enfartes do miocárdio, o enfarte do miocárdio é clinicamente silencioso; nestes doentes, o diagnóstico é muitas vezes feito apenas retrospetivamente com base em critérios electrocardiográficos ou através de ecocardiografia bidimensional (2D) ou ressonância magnética.

(RMN). Durante a avaliação clínica, os aneurismas ventriculares podem ser detectados tardiamente, com sintomas e sinais de insuficiência cardíaca, arritmias ventriculares recorrentes ou embolias repetidas. (83)

Sinais de vida

A frequência cardíaca do doente está frequentemente aumentada devido à libertação de simpatoadrenalina. O ritmo cardíaco pode ser irregular devido a ectopia ventricular, estimulação idioventricular acelerada, taquicardia ventricular, fibrilhação ou flutter auricular ou outras arritmias supraventriculares. Podem estar presentes bradiarritmias; as bradiarritmias podem ser devidas a disfunção do nó sinusal. Pode estar presente bloqueio do nó AV ou bloqueio infranodal (83).

Em regra, a pressão arterial do doente está inicialmente elevada devido à vasoconstrição arterial periférica causada pela resposta adrenérgica à dor e à disfunção ventricular. No entanto, em caso de enfarte do miocárdio do ventrículo direito ou de disfunção ventricular esquerda grave, ocorre hipotensão. A frequência respiratória pode aumentar em resposta a congestão pulmonar ou ansiedade. Pode observar-se tosse, pieira e produção de expetoração espumosa. A febre aparece geralmente dentro de 24 a 48 horas, com a curva de temperatura geralmente paralela ao curso do tempo do aumento dos níveis de creatina quinase (CK) no sangue. A temperatura corporal pode por vezes ultrapassar os 102°F(83).

Exame do fundo do olho

Um dos sinais da doença vascular aterosclerótica é a cobreação ou o estreitamento das arteríolas. A hipertensão pode manifestar-se sob a forma de um nódulo arteriovenoso, ou seja, uma compressão das veias pelas pequenas artérias no cruzamento. Uma hipertensão extrema pode levar à formação de cúpulas ou à perda dos bordos da cabeça do nervo ótico. Uma hipertensão prolongada pode levar a um estreitamento das artérias e a uma hemorragia(83).

Pulso arterial

A pulsação arterial pode manifestar-se como um pulso variável (pulsus alternans), que reflecte a deterioração da função ventricular esquerda e se caracteriza pela alternância de ondas de pulso fortes e fracas (variações da pressão sistólica >20 mmHg). O pulso carotídeo pode ser subtil (pulsus parvus), com diminuição da amplitude e do comprimento do pulso devido à redução do volume do batimento. O pulsus bisferiano consiste em dois picos sistólicos e pode ser palpado na cardiomiopatia hipertrófica obstrutiva (CHO) ou na estenose e regurgitação aórtica mista. O pulso dicrótico ocorre no choque hipovolémico, na insuficiência cardíaca grave ou no tamponamento cardíaco. Manifesta-se por um pulso duplo que ocorre quando uma onda sistólica é combinada com uma onda dicrótica (diastólica) excessiva.

Um pulso bigeminal é observado em casos de contracções ectópicas ou bloqueio cardíaco de Wenckebach; caracteriza-se por um acoplamento regular de duas contracções, sendo o intervalo entre o par de contracções maior do que o intervalo entre as próprias contracções acopladas. Um pulso paradoxal é definido como uma queda da pressão arterial sistólica de 10 mmHg ou mais na inspiração; ocorre no tamponamento cardíaco, pericardite constritiva, cardiomiopatia restritiva, choque hipotensivo, doença pulmonar crónica grave ou embolia pulmonar. Em pacientes com regurgitação aórtica concomitante, pode ocorrer queda súbita da freqüência cardíaca ou golpe de aríete. (83)

Pulsação venosa

A dilatação das veias jugulares pode estar associada a enfarte do miocárdio do ventrículo direito ou insuficiência ventricular direita devido a disfunção ventricular esquerda profunda e hipertensão pulmonar. Pode também estar elevada como resultado do aumento da pressão auricular direita em doentes com insuficiência cardíaca, diminuição da complacência ventricular direita, doença pericárdica, sobrecarga de fluidos, obstrução da válvula tricúspide ou da veia cava superior. O sinal de Kussmaul, caracterizado por um aumento paradoxal da pressão venosa jugular durante a inspiração, pode ocorrer em doentes com pericardite constritiva, insuficiência cardíaca congestiva (ICC) ou estenose da válvula tricúspide.(83)

Peito

A auscultação pode revelar sibilos ou sons ofegantes devido a hipertensão venosa pulmonar associada a enfarte agudo do miocárdio do ventrículo esquerdo. Os derrames pleurais unilaterais ou bilaterais podem produzir um eco na base dos pulmões. Na radiografia de tórax podem ser identificados por ângulos costovertebrais truncados, na ressonância magnética pela intensidade de sinal dependente do líquido e na ecocardiografia por áreas ecotransparentes próximas ao coração(83).

Coração

A palpação pode revelar uma deslocação lateral do ápex, discinesia, um galope S4 palpável e um som S1 suave. Isto indica uma diminuição da contratilidade do VE comprometido. (83)

Uma duplicação paradoxal de S2 pode refletir a presença de bloqueio do ramo esquerdo ou um prolongamento do período de pré-ejeção com atraso no encerramento da válvula aórtica, apesar de um volume de batimento reduzido. Os galopes elevados de S4 e S3 podem indicar aumento da rigidez do VE; eles representam a fase de enchimento rápido (S3) ou contração atrial (S4). Um sopro de regurgitação mitral (geralmente holossistólico próximo ao ápice) indica disfunção do músculo papilar, rutura ou dilatação do anel mitral; pode ser ouvido mesmo se o débito cardíaco estiver acentuadamente reduzido(83).

Um sopro sistólico holossistólico que se estende em direção à linha média e não dorsalmente, possivelmente acompanhado por um batimento palpável, é um sinal de rutura da parede do septo interventricular; esta rutura pode ocorrer como uma complicação em alguns doentes com enfarte do miocárdio de espessura total (ou onda Q). Com a resistência ao fluxo e o aumento da diferença de pressão, o som de um defeito do septo interventricular torna-se mais agudo, mais alto e mais agudo do que antes. Um som de fricção pericárdica pode ser ouvido como um som de raspagem com 1 a 3 componentes; é produzido pelo contacto deslizante de superfícies rugosas que sofreram inflamação. Os padrões das veias do pescoço e do pulso, a divisão de S2 ou os achados do ECG podem indicar contracções ventriculares prematuras, taquicardias ventriculares de curta duração, ritmos idioventriculares acelerados, flutter ou fibrilhação auricular ou atrasos de condução(83).

Estômago

Os doentes desenvolvem frequentemente insuficiência tricúspide; o refluxo hepatojugular pode ser induzido mesmo na ausência de hepatomegalia(83).

Membros

A cianose periférica, o edema, a palidez, a diminuição do volume de pulso, a subida lenta do pulso e o atraso no reenchimento capilar podem indicar vasoconstrição, diminuição do débito cardíaco, disfunção ou insuficiência do ventrículo direito. O pulso e as veias do pescoço podem revelar outras anomalias já mencionadas. O edema dependente pode ser avaliado numa escala de 0 a 4, avaliando a profundidade da covinha persistente após pressionar com o polegar a parte interna da perna do doente durante mais de 10 segundos, ou avaliando a região lombar quando o doente levanta as pernas.(83)

Diagnóstico de um enfarte do miocárdio

Um aumento da troponina cardíaca associado a sintomas típicos, ondas Q anormais, elevação ou depressão do segmento ST ou intervenção coronária é um sinal diagnóstico de enfarte(84).

Os critérios da OMS, formulados em 1979, são classicamente utilizados para diagnosticar o enfarte do miocárdio; um doente é diagnosticado com enfarte do miocárdio se dois (provável) ou três (definitivo) dos seguintes critérios forem preenchidos: (85)

História clínica de dor torácica isquémica com duração superior a 20 minutos

1. Modificações nas pegadas de ECG padrão
2. Ascensão e queda dos biomarcadores cardíacos no soro

3. Na autópsia, o patologista pode fazer o diagnóstico de enfarte do miocárdio com base nos achados patológicos(85).

Classificação

Os enfartes do miocárdio são geralmente classificados como STEMI e NSTEMI. O STEMI é uma combinação de sintomas associados a um fornecimento insuficiente de oxigénio ao coração, uma elevação do segmento ST no eletrocardiograma e um aumento das proteínas no sangue.

estão associados à morte do músculo cardíaco. São responsáveis por 25 a 40% dos Caso . (86, 87)

O termo "enfarte do miocárdio" é frequentemente utilizado de forma não específica e refere-se ao enfarte do miocárdio e à morte súbita cardíaca. O enfarte do miocárdio é diferente da paragem cardíaca, ou seja, quando o coração deixa de bater, mas pode levar à paragem cardíaca. Também é diferente da insuficiência cardíaca, em que a função de bombagem do coração está comprometida. No entanto, um enfarte do miocárdio pode conduzir a uma insuficiência cardíaca.

O documento de consenso de 2007 divide o enfarte do miocárdio em cinco tipos principais:(62)

- Enfarte espontâneo tipo 1 associado a isquémia devido a um evento coronário primário, como erosão e/ou rutura da placa, fissura ou dissecção.
- Enfarte do miocárdio de tipo 2 devido a isquemia causada por um aumento da procura de oxigénio ou por uma diminuição do fornecimento de oxigénio, por exemplo, espasmo coronário, embolia coronária, anemia, arritmia, hipertensão ou hipotensão.
- Tipo 3 - morte cardíaca súbita e inesperada, incluindo paragem cardíaca, frequentemente acompanhada de sintomas sugestivos de isquémia do miocárdio, de uma nova reação de

elevação do segmento ST ou de bloqueio do ramo esquerdo (BRE) ou de evidência de trombo da artéria coronária recente na angiografia e/ou autópsia, ocorrendo a morte antes de serem colhidas amostras de sangue ou antes de estarem presentes biomarcadores cardíacos no sangue

- Tipo 4 - em associação com angioplastia coronária ou stents :

- Tipo 4a - Enfarte do miocárdio associado a intervenção coronária percutânea (ICP)
- Tipo 4b - Enfarte do miocárdio associado a trombose de stent, confirmado por angiografia ou autópsia

- Tipo 5 - IM em combinação com CABG (86)

Eletrocardiograma

Para ser considerado IAMCST, o ECG deve mostrar nova elevação do segmento ST em duas ou mais derivações adjacentes. Essa elevação deve ser maior que 2 mm (0,2 mV) em homens e 1,5 mm (0,15 mV) em mulheres nas derivações V2 e V3 ou 1 mm (0,1 mV) nas outras derivações do ECG. O bloqueio de ramo esquerdo, que é considerado novo, costumava ser equiparado à elevação do segmento ST, mas isso não é mais verdade. No STEMI precoce, pode haver simplesmente um pico de onda T e a elevação do segmento ST desenvolve-se mais tarde(86).

Biomarcadores cardíacos

Embora existam vários biomarcadores diferentes, as troponinas são consideradas os melhores. A copeptina pode ser útil em combinação com a troponina para excluir o enfarte(86).

Imagem

As radiografias de tórax e as análises sanguíneas de rotina podem indicar complicações ou causas predisponentes e são frequentemente efectuadas à chegada ao serviço de urgência. Novas anomalias regionais do movimento da parede no ecocardiograma são também um sinal de enfarte do miocárdio. Em caso de dúvida, o ecocardiograma pode ser efectuado pelo cardiologista de serviço. Em doentes estáveis cujos sintomas tenham desaparecido na altura do exame, a medicina nuclear pode utilizar tecnécio-(99mTc)-stamibi (ou seja, o "MIBI scan") ou cloreto de tálio-201 para visualizar áreas de redução do fluxo sanguíneo associadas a cargas fisiológicas ou farmacológicas. O tálio pode também ser utilizado para determinar a viabilidade dos tecidos, tornando possível determinar se o miocárdio não funcional está efetivamente morto ou simplesmente num estado de hibernação ou dormência(88).

As sociedades médicas recomendam que um médico verifique se uma pessoa tem um risco elevado de enfarte do miocárdio antes de efetuar exames imagiológicos para estabelecer um diagnóstico. Por exemplo, os doentes com um ECG normal que ainda se podem mover não devem ser submetidos a exames imagiológicos de rotina. Os exames imagiológicos, como a perfusão miocárdica com radionuclídeos de stress ou a ecocardiografia de stress, podem confirmar o diagnóstico se a história, o exame físico, o ECG e os biomarcadores cardíacos sugerirem a probabilidade de um problema(89).

Tratamento e gestão do miocárdio

Infarto

Um enfarte do miocárdio requer cuidados médicos imediatos. O tratamento tem como objetivo preservar o máximo possível de músculo cardíaco viável e prevenir outras complicações, daí a expressão "tempo é músculo". Podem ser administrados oxigénio, aspirina e nitroglicerina. Se a nitroglicerina for ineficaz, é geralmente utilizada a morfina; no entanto, esta pode aumentar a mortalidade no NSTEMI. As revisões da utilização de oxigénio de alto fluxo no enfarte do miocárdio mostraram um aumento da mortalidade e do tamanho do enfarte, pondo em causa as recomendações para a sua utilização de rotina. Outros analgésicos, como o óxido nitroso, não têm utilidade fiável(12, 90, 91).

STEMI

Urgente

A ICP é o método de escolha no STEMI, se puder ser realizada a tempo. Se a ICP não puder ser realizada dentro de 90-120 minutos, recomenda-se a fibrinólise, de preferência dentro de 30 minutos. Se se desenvolver um choque cardiogénico significativo após a fibrinólise, se a dor torácica intensa persistir ou se a elevação do ST tiver melhorado menos de 50% após 90 minutos, está indicada uma nova ICP de emergência. Após a ICP, as pessoas devem

Regra geral, estavam a fazer terapêutica antiplaquetária dupla há pelo menos um ano (i.e.

geralmente aspirina e clopidogrel)(92, 93).

A longo prazo

Os beta-bloqueadores são recomendados para pessoas que não apresentam sinais de insuficiência cardíaca ou bloqueio cardíaco. Se forem utilizados, devem ser iniciados nas primeiras 24 horas(25).

Terapia trombolítica

A terapia trombolítica demonstrou melhorar as taxas de sobrevivência no STEMI, mas não está indicada para o tratamento do NSTEMI. O tempo entre a porta e a administração do medicamento não deve exceder 30 minutos. A terapia trombolítica administrada nas primeiras duas horas pode, em alguns casos, interromper o enfarte do miocárdio e reduzir significativamente a mortalidade. A trombólise é geralmente preferida à ICP se o atraso desde o início dos sintomas for inferior a 3 horas e se o atraso na ICP for superior a 1-2 horas, além do atraso porta-a-porta(94).

O tratamento trombolítico pode ser útil em determinados doentes, nomeadamente no caso de enfarte "incipiente", que só ocorre 6 a 12 horas após o início dos sintomas. A eficácia do tratamento trombolítico em doentes que sofrem de enfarte do miocárdio sem onda Q ou de angina de peito instável não foi estabelecida. A eficácia clínica da trombólise coronária depende da frequência, da rapidez e da duração da recanalização. Todos esses fatores dependem não só da intensidade da fibrinólise, mas também da inibição da coagulação e da trombose, que sem dúvida ocorrem simultaneamente(95).

De uma forma geral, os trombolíticos têm-se mostrado eficazes em doentes com idade igual ou inferior a 75 anos, admitidos por suspeita de enfarte do miocárdio com onda Q nas 6 horas seguintes ao início dos sintomas e sem contra-indicações. Embora o risco absoluto de complicações seja mais elevado nos idosos, a redução global da mortalidade neste grupo não é menos significativa do que nos restantes, uma vez que o prognóstico dos doentes com enfarte do miocárdio tratados de forma conservadora é também mais desfavorável nos idosos do que nos mais jovens.(95)

Agentes fibrinolíticos

Os fibrinolíticos de primeira geração (por exemplo, estreptoquinase, uroquinase, complexos acetilados estreptoquinase-ativador do plasminogénio [APSAC], reteplase e novo ativador do plasminogénio [n-PA]) induzem a ativação do plasminogénio circulante e associado ao trombo de forma indiscriminada. Todos os fármacos de primeira geração, sem exceção, induzem um estado lítico sistémico caracterizado por uma depleção de fibrinogénio, plasminogénio e proteínas hemostáticas circulantes e por um aumento significativo das concentrações de

produtos de degradação do fibrinogénio no plasma. Os medicamentos de segunda geração (por exemplo, t-PA, uroquinase, ativador do plasminogénio de cadeia única), incluindo substâncias activas como a tenecteplase, activam o plasminogénio preferencialmente no domínio da fibrina e não na corrente sanguínea, como acontece com o plasminogénio livre. Por conseguinte, estes medicamentos são selectivos contra a trombose. O tenecteplase deve ser iniciado o mais rapidamente possível após o início dos sintomas de IMA. Em pacientes com IAM, o tenecteplase, administrado em bolus único, tem eliminação bifásica no plasma(96, 97).

Quando utilizados de forma optimizada, estes fármacos provocam a lise do trombo sem desencadear um estado lítico sistémico, têm menor probabilidade do que os fármacos não selectivos de provocar hemorragias que exijam transfusões e recanalizam eficazmente 80-90% das artérias enfartadas em 90 minutos. Por exemplo, o t-PA recanaliza 75% a 80% das artérias enfartadas, enquanto a estreptoquinase intravenosa recanaliza cerca de 50% das artérias afectadas por enfarte. A trombólise coronária com activadores do plasminogénio intravenoso melhora a função ventricular e reduz a mortalidade, sobretudo nas primeiras horas após o enfarte do miocárdio e se for iniciada algumas horas após o início da isquémia. Mesmo que o tratamento seja iniciado tardiamente (6 horas ou mais após o início do enfarte do miocárdio), a restauração da patência da artéria afetada pelo enfarte pode levar a uma melhoria precoce da mortalidade, possivelmente devido à melhoria do fluxo sanguíneo colateral e da remodelação e função ventricular, ou à redução da extensão do enfarte, da arritmogenicidade, da formação de aneurismas ventriculares e das arritmias tardias associadas à formação de aneurismas. (97)

No estudo GUSTO (Global Utilisation of Streptokinase and Tissue Plasminogen Activator for Occluded Coronary Arteries), os medicamentos de segunda geração melhoraram significativamente as taxas de mortalidade às 24 horas, 30 dias e 1 ano, bem como a sobrevivência sem incapacidade após o AVC (96, 98, 99).

Os activadores do plasminogénio não devem ser administrados a doentes com hemorragia interna ativa ou diátese hemorrágica, suspeita de dissecção da aorta, traumatismo recente, neoplasia intracraniana ou crise hipertensiva. As contra-indicações relativas incluem reanimação cardiopulmonar prolongada ou traumática, úlcera péptica, acidente vascular cerebral remoto e insuficiência hepática. A segurança em mulheres grávidas não foi demonstrada, embora tenha sido demonstrada segurança em mulheres menstruadas(98, 100).

As armadilhas da trombólise coronária

Os riscos da trombólise coronária incluem a hemorragia, que é geralmente limitada ao acesso vascular. Uma diminuição significativa do fibrinogénio ou um aumento do tempo de hemorragia podem ser marcadores de efeitos farmacológicos conducentes a hemorragia. A trombólise aumenta a incidência de acidente vascular cerebral hemorrágico, mas o risco de acidente vascular cerebral trombótico ou embólico é ligeiramente reduzido; globalmente, o pequeno aumento de acidentes vasculares cerebrais fatais é mais do que compensado por um efeito favorável na sobrevivência. Mesmo uma trombólise coronária otimamente eficaz é comprometida pela reoclusão trombótica precoce em 6-20% dos doentes que são submetidos a recanalização inicial, se não for iniciada imediatamente anticoagulação ativa simultânea(101).

Agentes trombolíticos e revascularização mecânica

Poderão ser necessários trombolíticos e revascularização mecânica. Se a terapia fibrinolítica não conseguir recanalizar com sucesso a artéria relacionada com o enfarte (determinada pela resolução do segmento ST50% aos 90 minutos), pode ser realizada uma ICP de resgate. A ICP de resgate deve ser realizada em pessoas com menos de 75 anos de idade que são elegíveis para revascularização se tiverem evidência de edema pulmonar agudo, choque cardiogénico ou arritmias ventriculares hemodinamicamente instáveis após trombólise. A angiografia coronária diagnóstica pode ser realizada após a trombólise, mas são necessários mais estudos para esclarecer o papel e a utilidade da ICP de rotina na artéria próxima do enfarte em doentes assintomáticos que tenham sido submetidos a trombólise bem sucedida(102).

O Ocluded Artery Trial (OAT) constatou que as diretrizes actuais não recomendam a ICP para a oclusão persistente de uma artéria próxima do enfarte mais de 24 horas após o STEMI. A ICP facilitada com trombólise também não é recomendada nas diretrizes, pois essa abordagem pode ser prejudicial. A ICP facilitada significa que a trombólise é realizada imediatamente antes do planeamento da ICP urgente.(102) A cirurgia de revascularização miocárdica pode ser necessária em doentes que não respondem à ICP com stent; se necessário, a cirurgia de revascularização miocárdica também pode ser realizada após a administração de trombolíticos intravenosos. Apesar da elevada mortalidade perioperatória quando a cirurgia de revascularização do miocárdio é efectuada nas primeiras 24 horas após a falha da trombólise farmacológica ou da ICP, a mortalidade subsequente ao fim de um ano pode atingir os 2% nos doentes sobreviventes e não difere da mortalidade dos doentes que sobrevivem à cirurgia de revascularização do miocárdio realizada tardiamente após o enfarte. A CRM é uma opção para os doentes em que as outras tentativas de reperfusão falharam e que continuam a desenvolver complicações graves. Contrariamente às expectativas iniciais, nem todos os doentes que recebem trombolíticos necessitam de cateterismo cardíaco e angioplastia precoces(102).

Complicações do enfarte do miocárdio

Rutura da parede livre do ventrículo esquerdo:

Ocorre em 3% dos doentes com enfarte agudo do miocárdio. Surge geralmente 5 a 14 dias após o enfarte, mais cedo nos doentes que receberam trombólise. O diagnóstico pode ser feito no exame de descompensação aguda associada a tamponamento cardíaco e confirmado por ecocardiograma e cateterismo cardíaco direito. A pericardiocentese e a toracotomia de urgência são os dois critérios de tratamento para a rutura da parede livre do ventrículo esquerdo(103).

Defeito do septo ventricular (VSD) :

Ocorre em cerca de 1 a 2% dos doentes com enfarte agudo do miocárdio. Ocorre também 3 a 7 dias após o enfarte. Pode ser diagnosticada por um sopro holossistólico que se propaga da esquerda para a direita ao longo dos precordiais, ouvido mais alto acima da borda esternal esquerda inferior e confirmado por ecocardiografia e cateterismo cardíaco direito. A correção cirúrgica, os vasodilatadores e a bomba de balão intra-aórtico são os métodos de tratamento da AC. (103)

Rutura do músculo papilar :

Ocorre em 1% dos doentes com enfarte agudo do miocárdio. Surge mais frequentemente após um enfarte incompleto. Geralmente ocorre 2-7 dias após o IM. Ruído holossistólico, mais forte no ápice, com irradiação para a axila. A intensidade do ruído não se correlaciona com a gravidade da insuficiência mitral - estes são sintomas comuns. O diagnóstico pode ser confirmado por ecocardiografia ou cateterismo do coração direito. A MTR pode ser tratada com vasodilatadores e correção cirúrgica. Se o doente estiver hipotenso, pode ser utilizada uma bomba de balão intra-aórtico como passo intermédio antes da cirurgia(103).

Choque cardiogénico :

É mais frequente em doentes com enfarte do miocárdio anterior, diabetes e idade avançada. A caraterística comum é a insuficiência cardíaca acompanhada de hipotensão. É frequentemente observada uma diminuição da excreção urinária. O diagnóstico pode ser efectuado através de radiografia do tórax, ecocardiografia ou cateterismo cardíaco direito. O tratamento do choque cardiogénico inclui revascularização, bombas de balão intra-aórtico e dopamina/dobutamina (103).

Aneurisma do VE :

Ocorre em 10-30% dos doentes após um enfarte agudo do miocárdio. Ocorre mais frequentemente em doentes com enfarte anterior. Pode ocorrer de forma aguda, mas geralmente evolui de forma crónica e persiste durante mais de 6 semanas após o enfarte. Reconhecido pelo exame de um grande ponto difuso de impulso máximo (PMI), S3 pode estar presente. Diagnóstico por ECG (ondas Q em V1-3 com elevação persistente do segmento ST), ecocardiografia, RM cardíaca. Pode ser prevenida através de revascularização precoce. Aguda, pode ser tratada através do tratamento do choque cardiogénico simultâneo. A nível crónico, se existir um trombo na parede, anticoagulação com heparina/warfarina; instalação de um desfibrilhador se as arritmias ventriculares se tornarem um problema. (103)

Perturbações do ritmo cardíaco :

Pode ocorrer em qualquer altura após um enfarte do miocárdio, é diagnosticada por ECG e telemetria e pode ser tratada por desfibrilhação. A desfibrilhação é mais eficaz do que os fármacos antiarrítmicos(50).

Pericardite precoce :

Ocorre em 10% dos doentes com enfarte agudo do miocárdio e mais especificamente em doentes com enfarte transmural. Ocorre geralmente 1 a 4 dias após o enfarte. Os sintomas mais comuns são o aumento da dor ao deitar-se de costas e a dor com irradiação para a crista trapezoidal, que pode ser detectada pelo exame de fricção do pericárdio. O diagnóstico é estabelecido por um ECG, que pode mostrar sinais de pericardite; o ecocardiograma pode mostrar derrame pericárdico. O único tratamento para a pericardite precoce é a aspirina. Os AINEs e os corticosteróides devem ser evitados (podem interferir com a cicatrização do músculo cardíaco danificado). (103)

Pericardite tardia (síndrome de Dressler) :

Ocorre em 1-3% dos doentes com enfarte agudo do miocárdio. Trata-se de uma lesão secundária imunomediada que ocorre geralmente 1 a 8 semanas após um enfarte do miocárdio. O diagnóstico pode ser feito com base no exame do pericárdio e na febre. O ECG pode fornecer pistas sobre a pericardite; o ecocardiograma pode mostrar derrame pericárdico. O único tratamento para a pericardite de início tardio é a aspirina. Se tiverem decorrido mais de 4 semanas desde o enfarte, podem ser utilizados AINEs e/ou corticosteróides. (103)

Embolia :

Ocorre em 2% dos doentes com enfarte agudo do miocárdio. Principalmente em doentes com enfarte anterior, enfarte major, aneurisma do VE. Surge geralmente nos 10 dias seguintes ao enfarte. Depende do local de embolização (AVC, isquémia de membros, isquémia intestinal) e pode ser tratada através da prescrição de anticoagulação com heparina/coumadina (103).

Prevenção do enfarte do miocárdio

O risco de um novo enfarte do miocárdio pode ser reduzido através de um controlo rigoroso da pressão arterial e de alterações do estilo de vida, incluindo deixar de fumar, praticar atividade física regularmente, seguir uma dieta sensata para pessoas com doenças cardiovasculares e limitar o consumo de álcool. Após um enfarte do miocárdio, as pessoas em causa recebem geralmente vários medicamentos a longo prazo para prevenir outros eventos cardiovasculares, como enfarte do miocárdio, insuficiência cardíaca ou acidente vascular cerebral. Salvo contraindicação, estes medicamentos incluem frequentemente:(104, 105)

- Para reduzir o risco de rutura da placa e recorrência de enfarte, a terapêutica antiplaquetária deve ser continuada com aspirina e/ou clopidogrel. A aspirina é o tratamento de primeira linha, devido ao seu baixo custo e eficácia comparável, e o clopidogrel está indicado para os doentes intolerantes à aspirina. A combinação de clopidogrel e aspirina pode ainda reduzir o risco de eventos vasculares cardíacos, mas o risco de hemorragia é maior(106).
- O tratamento com beta-bloqueadores, como o metoprolol ou o carvedilol, deve ser iniciado.(107) São particularmente úteis em indivíduos de alto risco, por exemplo, aqueles com disfunção ventricular esquerda e/ou isquémia cardíaca persistente.(108) Os beta-bloqueadores reduzem a mortalidade e a morbilidade. Melhoram também os sintomas de isquémia cardíaca no NSTEMI.
- O tratamento com inibidores da ECA deve ser iniciado 24 a 48 horas após um enfarte do miocárdio em doentes hemodinamicamente estáveis, particularmente aqueles com história de enfarte do miocárdio, diabetes mellitus, hipertensão, localização prévia do enfarte (determinada pelo ECG) e/ou sinais de disfunção ventricular esquerda. Os inibidores da ECA reduzem a mortalidade, o desenvolvimento de insuficiência cardíaca e a remodelação ventricular(109).
- Foi demonstrado que o tratamento com estatinas reduz a mortalidade e a morbilidade(110). O efeito protetor das estatinas pode não se dever apenas à sua ação na redução do LDL. É consensual que as estatinas têm a capacidade de estabilizar as placas e que têm uma série de outros efeitos ("pleiotrópicos") que, para além da sua ação sobre os lípidos sanguíneos, podem prevenir os ataques cardíacos.(111)
- O antagonista da aldosterona eplerenona demonstrou reduzir o risco de morte cardiovascular após enfarte do miocárdio em doentes com insuficiência cardíaca e disfunção ventricular

esquerda, quando utilizado em combinação com o tratamento padrão descrito acima.(112) A espironolactona, outra opção, é por vezes preferida à eplerenona por razões de custo.

- Os dados argumentam a favor do consumo de gorduras polinsaturadas em vez de gorduras saturadas como medida para reduzir a doença coronária.(113) Em indivíduos de alto risco, os ácidos gordos ómega 3 não reduzem claramente as arritmias cardíacas potencialmente fatais e podem mesmo aumentar o risco em certos grupos.(114)
- A administração de heparina a pessoas que sofrem de doenças cardíacas, como a angina de peito instável e certas formas de enfarte do miocárdio, reduz o risco de um novo enfarte. No entanto, a heparina aumenta também o risco de hemorragias ligeiras(115).

ESTUDO ACTUAL

OBJECTIVO

O objetivo deste estudo foi avaliar a eficácia da terapêutica trombolítica em doentes com diabetes mellitus que sofreram um enfarte agudo do miocárdio, de forma a prevenir a elevação do segmento ST.

Definição operacional

Enfarte agudo do miocárdio

É definido pela presença de 2 dos seguintes atributos

1. Sintomas de um enfarte do miocárdio - Dor no peito >30 min.
2. novas alterações ou alterações previstas na ST-T
3. CKMB superior a 25 UI/L

Diabetes mellitus**:** doentes previamente diagnosticados com diabetes mellitus de acordo com os critérios padrão da OMS.

Eficácia da estreptoquinase: foi tida em conta quando a percentagem de redução da elevação do segmento ST foi >70%. [6] é calculado subtraindo o supradesnivelamento do segmento ST no ECG antes da SC do supradesnivelamento do segmento ST após a SC (1 hora após o início da infusão da SC), dividido pelo supradesnivelamento do segmento ST antes da SC e multiplicado por 100.

MATERIAIS E MÉTODOS

Trata-se de uma série de casos descritiva efectuada nas enfermarias médicas do Lahore Duty Hospital. A duração total do estudo foi de 6 meses. Foi calculado um tamanho de amostra de 130 indivíduos com um nível de confiança de 95%, uma margem de erro de 7% e uma percentagem esperada de resolução do segmento ST de 19,6%[7] após a administração de estreptoquinase em doentes com DM. Foi utilizado um método de amostragem não dispersivo. Foram incluídos no estudo todos os pacientes com idade entre 18 e 80 anos, de ambos os sexos, com infarto agudo do miocárdio confirmado e portadores de DM com supradesnivelamento do segmento ST que receberam estreptoquinase. Foram excluídos os doentes com antecedentes de contra-indicações para a utilização de estreptoquinase, os doentes com antecedentes de transplante de revascularização do miocárdio (CABG) e de intervenção percutânea (ICP) por enfarte anterior e os doentes com antecedentes de doenças crónicas, tais como doença renal crónica (DRC), doença hepática crónica (DCL) e insuficiência cardíaca congestiva (ICC).

O enfarte do miocárdio foi definido como dor torácica >30 minutos, alterações ST-T novas ou suspeitas e valores de creatina quinase miocárdica (MCKMB) superiores a 25 UI/L. Os doentes foram incluídos no estudo. Os doentes com diagnóstico prévio de diabetes mellitus foram incluídos no estudo. A eficácia da SC foi a elevação do segmento ST superior a 70%, calculada subtraindo a elevação do segmento ST pré-SC no ECG da elevação do segmento ST pós-SC (1 hora após o início da infusão de SC), dividida pela elevação do segmento ST pré-SC e multiplicada por 100.

A recolha de dados foi efectuada após a obtenção do consentimento informado. Os doentes foram injectados com 1,5 mu de estreptoquinase. Foi efectuado um ECG antes e depois da SC e foi medida a elevação do segmento ST. A elevação do segmento ST foi medida no ECG antes da administração da estreptoquinase e no ECG após a administração da dose completa de estreptoquinase (1,5 mu). A eficácia da SC foi determinada como descrito acima.

Os dados foram processados com o SPSS ver. 20. Os dados quantitativos, tais como idade, elevação do segmento ST antes e depois da CS, foram descritos como média ± desvio padrão. Os dados categóricos, como o género e a eficácia do tratamento, foram apresentados como frequências e percentagens. Os dados foram estratificados de acordo com a eficácia nos grupos de diabetes controlada e não controlada para identificar modificadores de efeito. Foi utilizado um teste de qui-quadrado pós-estratificação para identificar diferenças significativas entre os dois grupos, sendo que um valor de $p < 0,05$ foi considerado estatisticamente significativo.

RESULTADOS

Um total de 130 doentes foi incluído neste estudo. A idade média dos doentes era de 54,42±8,80 anos, variando entre 40 e 68 anos. Oitenta e um dos doentes eram do sexo masculino (62,31%).

A média da elevação do segmento ST antes da CE foi de 4,34±2,63, com uma variação de 1-11. A média do supradesnivelamento do segmento ST após a CE foi de 1,66±1,32 (variação: 0-5). A redução média da elevação do segmento ST foi de 58,53±26,01 (variação: 0-100). A eficácia foi alcançada em 62 (47,7%) pacientes. A percentagem média de redução nos doentes foi de 58,53±26,01% (intervalo: 0-100).

A média da elevação do segmento ST antes da CE foi de 4,34±2,63 e a média da elevação do segmento ST após a CE foi de 1,66±1,32. A diferença foi estatisticamente significativa *com* $p<0,05$.

Neste estudo, 81 doentes eram homens, dos quais 35 obtiveram eficácia e 46 não, enquanto 49 doentes eram mulheres, das quais 27 obtiveram eficácia e 22 não, sem diferença estatisticamente significativa.

CONCLUSÃO OBJECTIVA

Os resultados deste estudo mostraram que os SKs são eficazes na redução da elevação do segmento ST em quase 50%. Podemos recomendar com segurança o uso de SKs em pacientes com diabetes mellitus. No entanto, para obter resultados mais precisos, recomenda-se a utilização de uma amostra maior e a realização de mais estudos.

RESULTADOS

Um total de 130 doentes foi incluído neste estudo. A idade média dos doentes foi de 54,42±8,80 anos, com idades mínima e máxima de 40 e 68 anos, respetivamente. **Tabela#1.**

Neste estudo, 62,31% dos doentes eram homens e 37,69% eram mulheres. **Fig. 1**

A elevação média do segmento ST antes da CF foi de 4,34±2,63, com uma elevação mínima e máxima do segmento ST de 1 e 11, respetivamente. **Tabela#2.**

A elevação média do segmento ST após SC foi de 1,66±1,32, com uma elevação mínima e máxima do segmento ST de 0 e 5, respetivamente. **Tabela 3**

Neste estudo, a redução média do supradesnivelamento do ST foi de 58,53±26,01, com valores mínimo e máximo de redução do supradesnivelamento do ST de 0 e 100, respetivamente. **Tabela 4**

Neste estudo, a eficácia foi alcançada em 47,7% dos doentes, enquanto 52,3% dos doentes não alcançaram a eficácia. **Fig. 2**

O valor médio da percentagem de redução nos doentes foi de 58,53±26,01%, com valores mínimo e máximo de 0 e 100, respetivamente. **Tabela 5**

A média da elevação do segmento ST antes da EC foi de 4,34±2,63, enquanto a média da elevação do segmento ST após a EC foi de 1,66±1,32. Estatisticamente, foi observada uma diferença altamente significativa entre os valores de elevação do segmento ST pré e pós-CS, p-valor=0,000 **Tabela №6**

Neste estudo, um total de 81 doentes eram homens, dos quais 35 obtiveram eficácia e 46 não; do mesmo modo, 49 doentes eram mulheres, das quais 27 obtiveram eficácia e 22 não. A diferença entre o género e a eficácia dos doentes não foi estatisticamente significativa, com um p-value de 0,18 **Tabela #7**

Tabela#1

Estatísticas descritivas para a idade (anos)

Age (years)	n	130
	Mean	54.42
	SD	8.80
	Minimum	40
	Maximum	68

Fig.1

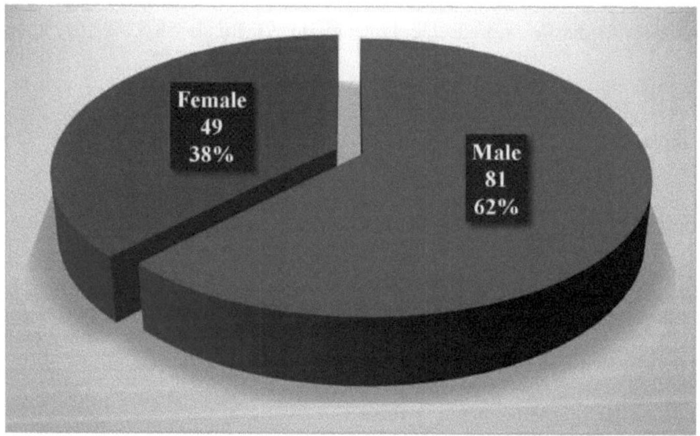

Repartição por sexo

Tabela 2: Estatísticas descritivas para a elevação do segmento ST antes da SC

Pre SK	n	130
	Mean	4.34
	SD	2.63
	Minimum	1.0
	Maximum	11.0

Tabela#3 Estatística descritiva da elevação do segmento ST por SC

Post SK	n	130
	Mean	1.66
	SD	1.32
	Minimum	0
	Maximum	5.0

Tabela 4 Estatísticas descritivas para a redução do segmento ST

Altura

Reduction	n	130
	Mean	58.53
	SD	26.01
	Minimum	0
	Maximum	100.00

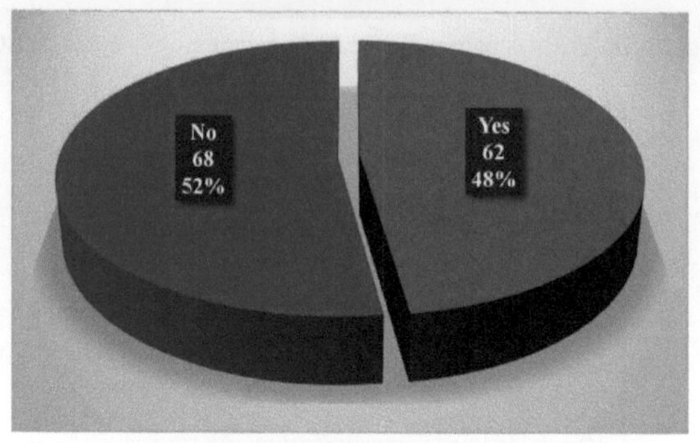

Fig. 2 Repartição por eficiência

Quadro 5 Estatísticas descritivas para a redução percentual do desvio ST

Elevação do segmento

Percentage Reduction	**n**	130
	Mean	58.53
	SD	26.01
	Minimum	0
	Maximum	100.00

Quadro 6: Estatísticas descritivas que comparam os resultados antes e depois do guião

Elevação do segmento ST (mm)

		Pre-SK	Post-SK
ST-segment elevation	**n**	130	130
	Mean	4.34	1.66
	SD	2.63	1.32

teste t = 14,604

p-valor = 0,000 (significativo)

Quadro 7 Repartição da eficiência por género

		Sex		Total
		Male	Female	
Efficacy	Yes	35 (%)	27 (%)	62 (%)
	No	46 (%)	22 (%)	68 (%)
Total		**81** (%)	**49** (%)	**130** (%)

Qui-quadrado = 1,731

p-valor = 0,188 (não significativo)

Literatura

1. Abbas S, Kitchlew A, Abbas S. The burden of coronary heart disease in Pakistan and risk factors (O peso da doença coronária no Paquistão e factores de risco). Ann Pak Inst Med Sci. 2009;5:145-50.

2. Bashore TM, Granger SW, Patrick H, Patel RM. Modern medical diagnosis and treatment. 51ª ed. EUA: The McGraw-Hill Companies. McPhee SJ, Papadakis MA (eds) Heart Disease 2012;52(23):e143- e263.

3. AHA (ASSOCIAÇÃO AMERICANA DO CORAÇÃO). Doenças cardiovasculares e diabetes 2012 [citado 2014]. Disponível em. De:

http://www/heart.org/HEARTORG/Conditions/Diabetets/WhyDiabetesMatters/cardiovascular disease-diabetes UCM 313865 Artigo.

4. Libby P, Ridker PM, Maseri A. Inflammation and atherosclerosis (Inflamação e aterosclerose). Circulation. 2002;105(9):1135-43.

5. Masum M, Samadi S, Sheikwatan M. Thrombolytic effect of SC infusion as assessed by ST-segment resolution in myocardial infarction patients with and without diabetes. Cardiol J. 2012;19(2):168- 73.

6. Hafizullah M. A diabetes é uma doença cardiovascular. Pak Heart J. 2014;46(4).

7. Uddin MF, Hoque AF. Efeito da diabetes mellitus na ação da estreptoquinase em doentes com enfarte agudo do miocárdio. Med Today. 2013;24(1):16-9.

8. Tamura A, Naono S, Torigoe K, Hino M, Maeda S, Shinozaki K, et al. Diferenças de género nos sintomas durante a oclusão por balão da artéria coronária durante 60 segundos. Am J Cardiol. 2013;111(12):1751-4.

9. Valensi P, Lorgis L, Cottin Y. Prevalência, incidência, fatores prognósticos e prognóstico do infarto do miocárdio silencioso: uma revisão da literatura. Arch Cardiovasc Dis. 2011;104(3):178-88.

10. Marcassa C, Bax JJ, Bengel F, Hesse B, Petersen CL, Reyes E, et al. Valor clínico, relação custo-eficácia e segurança da cintigrafia de perfusão miocárdica: uma opinião. Eur Heart J. 2008.

11. Roe MT, Messenger JC, Weintraub WS, Cannon CP, Fonarow GC, Dai D, et al. Treatment, trends, and outcomes of acute myocardial infarction and percutaneous coronary intervention. J Am Coll Cardiol. 2010;56(4):254-63.

12. O'Connor RE, Brady W, Brooks SC, Diercks D, Egan J, Ghaemmaghami C, et al. Parte 10: Síndromes Coronárias Agudas 2010 Diretrizes da American Heart Association para Ressuscitação Cardiopulmonar e Cuidados Cardiovasculares de Emergência. Circulation. 2010;122(18 suppl 3):S787-S817.

13. Ellis SG, Tendera M, de Belder MA, van Boven AJ, Widimsky P, Janssens L, et al. Facilitated PCI in patients with ST-elevation myocardial infarction. N Engl J Med. 2008;358(21):2205-17.

14. Hamm CW, Bassand J-P, Agewall S, Bax J, Boersma E, Bueno H, et al. Diretrizes da ESC para o tratamento de síndromes coronárias agudas em doentes que se apresentam sem elevação persistente do segmento ST The Task Force for the management of acute coronary syndromes (ACS) in patients presenting without persistent ST-segment elevation of the European Society of Cardiology (ESC). Eur Heart J. 2011;32(23):2999-3054.

15. OMS. Controlo Global da Tuberculose: Relatório da OMS 2010: Organização Mundial de Saúde; 2010.

16. OMS. Estatísticas Mundiais de Saúde 2010: Organização Mundial de Saúde; 2010.

17. A Maziar Zafari. Myocardial infarction 2013 [citado 2014]. Disponível em: http://emedicine.medscape.com/article/155919- overview#aw2aab6b2b2b7aa.

18. Rathore SS, Gersh BJ, Weinfurt KP, Oetgen WJ, Schulman KA, Solomon AJ. The role of reperfusion therapy in patients with acute myocardial infarction and pacemakers. Am

Heart J. 2001;142(3):516-9.

19. Ryan TJ, Antman EM, Brooks NH, Califf RM, Hillis LD, Hiratzka LF, et al. 1999 Update: ACC/AHA Guidelines for the Management of Patients With Acute Myocardial Infarction: Executive Summary and Recommendations A Report of the American College of Cardiology/American Heart Association Task Force on Practice Guidelines (Committee on Management of Acute Myocardial Infarction). Circulation. 1999;100(9):1016-30.

20. Siddiqui M, Tandon N, Mosley L, Sheridan F, Hanley H. Interventional treatment of acute myocardial infarction. J Louisiana State Med Soc. 2001;153(6):292-9.

21. Pelland L, Portal V, Masiel P, Furkim A, Shaan B. Uma abordagem transdisciplinar para o acompanhamento de pacientes após enfarte do miocárdio. Cliniques. 2008;63(4):489-96.

22. Yusuf S, Peto R, Lewis J, Collins R, Slate P. Beta-blockade during and after myocardial infarction: an overview of randomized studies. Prog Cardiovasc Dis. 1985;27(5):335-71.

23. Giugliano RP, Braunwald E. O ano na síndrome coronária aguda sem elevação do segmento ST. J Am Coll Cardiol. 2012;60(21):2127-39.

24. White HD, Chew DP. Infarto agudo do miocárdio. Lancet. 2008;372(9638):570-84.

25. O'Gara PT, Kushner FG, Ascheim DD, Casey DE, Chung MK, de Lemos JA, et al. 2013 ACCF/AHA guidelines for the treatment of ST-segment elevation myocardial infarction: a report of the American College of Cardiology Foundation/American Heart Association Task Force on Practice Guidelines. J Am Coll Cardiol. 2013;61(4):e78-e140.

26. Roger VL, Go AS, Lloyd-Jones DM, Benjamin EJ, Berry JD, Borden WB, et al. Estatísticas de doenças cardíacas e AVC - atualização de 2012: um relatório da American Heart Association. Circulation. 2012;125(1):e2.

27. Patel V., Chatterjee S., Chisholm D., Ebrahim S., Gopalakrishna G., Mathers K.

et al. Chronic disease and injury in India. Lancet. 2011;377(9763):413-28.

28. Gharacholou SM, Lopes RD, Alexander KP, Mehta RH, Stebbins AL, Pieper KS, et al. Age and outcomes of ST-segment elevation myocardial infarction with percutaneous primary coronary intervention: results from the APEX-AMI study. Arch Inter Med. 2011;171(6):559-67.

29. Wikipédia . Infarto do miocárdio 2014 [citado 2014]. Disponível em: http://en.wikipedia.org/wiki/Myocardial infarto.

30. Kivimaki M, Nyberg ST, Batty GD, Fransson EI, Heikkila K, Alfredsson L, et al. Rigorous work as a risk fator for coronary heart disease: a pooled meta-analysis of data from individual participants. Lancet. 2012;380(9852):1491-7.

31. Lee I-M, Shiroma EJ, Lobelo F, Puska P, Blair SN, Katzmarzyk PT. Impact of physical inactivity on major noncommunicable diseases worldwide: analyses of disease burden and life expectancy. Lancet. 2012;380(9838):219-29.

32. Steptoe A, Kivimaki M. Stress e doenças cardiovasculares. Nat Rev Cardiol. 2012;9(6):360-70.

33. Smith SC, Allen J, Blair SN, Bonow RO, Brass LM, Fonarow GC, et al. Diretrizes da AHA/ACC para a prevenção secundária de doentes com doença coronária e outras doenças vasculares ateroscleróticas: Atualização de 2006Aprovada pelo Instituto Nacional do Coração, Pulmão e Sangue. J Am Coll Cardiol. 2006;47(10):2130-9.

34. Mustafic H, Jabre P, Caussin C, Murad MH, Escolano S, Tafflet M, et al. Principais poluentes atmosféricos e enfarte do miocárdio: uma revisão sistemática e meta-análise. J Am Med Assoc. 2012;307(7):713-21.

35. Nyboe J, Jensen G, Appleyard M, Schnorr P. Risk factors for acute myocardial infarction in Copenhagen. I: Factores hereditários, educacionais e socioeconómicos. Eur Heart J. 1989;10(10):910-6.

36. Graham I, Atar D, Borch-Johnsen K, Boysen G, Burell G, Cifkova R, et al.

European guidelines on cardiovascular disease prevention in clinical practice: executive summary Fourth Joint Task Force of the European Society of Cardiology and Other Societies on Cardiovascular Disease Prevention in Clinical Practice (Constituted by representatives of nine societies and by invited experts). Eur Heart J. 2007;28(19):2375-414.

37. Chowdhury R, Warnakula S, Kunutsor S, Crowe F, Ward HA, Johnson L, et al. Associação entre ácidos gordos dietéticos, circulantes e suplementares e risco coronário: uma revisão sistemática e meta-análise. Ann Intern Med. 2014;160(6):398-406-.

38. Buse JB, Ginsberg HN, Bakris GL, Clark NG, Costa F, Eckel R, et al. Primary prevention of cardiovascular disease in people with diabetes mellitus-a scientific statement from the American Heart Association and the American Diabetes Association. Diabetes care. 2007;30(1):162-72.

39. Yusuf S, Hocken S, Ounpuu S, Bautista L, Franzosi MG, Commerford P, et al. Obesidade e risco de enfarte do miocárdio em 27.000 participantes de 52 países: um estudo de caso-controlo. Lancet. 2005;366(9497):1640-9.

40. Chatzidimitriou D, Kirmizis D, Gavriilaki E, Chatzidimitriou M, Malisiovas N. Aterosclerose e infeção: o júri ainda não se pronunciou? Future Microbiol. 2012;7(10):1217-30.

41. Charakida M, Tousoulis D. Infecções e placas ateroscleróticas: implicações terapêuticas actuais. Curr Pharm Des. 2013;19(9):1638-50.

42. Wilson PW, D'Agostino RB, Levy D, Belanger AM, Silbershatz H, Kannel WB. Prediction of coronary heart disease using risk fator categories. Circulation. 1998;97(18):1837-47.

43. Khader YS, Rice J, John L, Abueita O. Oral contraceptive use and risk of myocardial infarction: a meta-analysis. Contraception. 2003;68(1):11-7.

44. Muller JE, Stone PH, Turi ZG, Rutherford JD, Czeisler CA, Parker C, et al. Circadian variations in the incidence of acute myocardial infarction. N Engl J Med.

1985;313(21):1315-22.

45. Beamer AD, Lee TH, Cook EF, Brand DA, Rouan GW, Weisberg MC, et al. Valor diagnóstico para isquemia miocárdica das flutuações circadianas durante ataques de dor torácica. Am J Cardiol. 1987;60(13):998-1002.

46. Cannon CP, McCabe CH, Stone PH, Schactman M, Thompson B, Theroux P, et al. Circadian oscillations in the onset of unstable angina and acute myocardial infarction without a Q wave (TIMI III and TIMI IIIB registry). Am J Cardiol. 1997;79(3):253-8.

47. Chatzizisis YS, Coskun AU, Jonas M, Edelman ER, Feldman CL, Stone PH. The role of endothelial shear stress in the natural history of coronary atherosclerosis and vascular remodeling: molecular, cellular, and vascular behavior. J Am Coll Cardiol. 2007;49(25):2379-93.

48. Charytan D, Kuntz RE, Mauri L, DeFilippi C. Prevalência de doença arterial coronária e associação com mortalidade em doentes assintomáticos em hemodiálise. Am J Kidney Dis. 2007;49(3):409-16.

49. Falk E, Shah PK, Fuster W. Coronary plaque destruction (Destruição da placa coronária). Circulation. 1995;92(3):657-71.

50. Galbraith E.M., McDaniel M.K., Gerudy A.M., Cashlan O.R., Suo J., Giddens D., et al. Comparação da localização das lesões culpadas na artéria coronária descendente anterior esquerda em doentes com enfarte do miocárdio com supradesnivelamento do segmento ST da parede anterior e artérias coronárias intermédias do tipo Ramus e em doentes sem essas artérias. Am J Cardiol. 2010;106(2):162-6.

51. Concheiro-Guisan A, Sousa-Rouco C, Fernandez-Santamarina I, Gonzalez-Carrero J. Infarto do miocárdio intrauterino: um diagnóstico inesperado na sala de parto. Fetal Pediatr Pathol. 2006;25(4):179- 84.

52. Chughtai H, Ratner D, Pozo M, Crouchman JA, Niedz B, Merwin R, et al. Atraso pré-hospitalar e seu impacto no tempo de tratamento no infarto do miocárdio com elevação

do segmento ST. Am J Emerg Med. 2011;29(4):396-400.

53. Murphy SA, Antman EM, Wiviott SD, Weerakkody G, Morocutti G, Huber K, et al. Redução da incidência de eventos cardiovasculares recorrentes com prasugrel em comparação com clopidogrel em pacientes com síndromes coronárias agudas do ensaio TRITON-TIMI 38. Eur Heart J. 2008;29(20):2473-9.

54. Killip III T, Kimball JT. Treatment of myocardial infarction in the coronary angiography department: two years' experience with 250 patients. Am J Cardiol. 1967;20(4):457-64.

55. De Lemos JA, Morrow DA, Bentley JH, Omland T, Sabatine MS, McCabe CH, et al. Prognostic value of B-type natriuretic peptide in patients with acute coronary syndromes. New Engl J Med. 2001;345(14):1014-21.

56. Haaf P, Reichlin T, Corson N, Twerenbold R, Reiter M, Steuer S, et al. Peptídeo natriurético do tipo B no diagnóstico precoce e estratificação de risco de dor torácica aguda. Am J Med. 2011;124(5):444-52.

57. Omland T, de Lemos JA, Morrow DA, Antman EM, Cannon CP, Hall C, et al. Prognostic value of N-terminal and pro-brain natriuretic peptide in patients with acute coronary syndromes. Am J Cardiol. 2002;89(4):463-5.

58. Lind L, Simon T, Johansson L, Kotti S, Hansen T, Machecourt J, et al. Níveis circulantes de atividade da fosfolipase A2 secretora e associada a lipoproteínas: associação com placas ateroscleróticas e futura mortalidade por todas as causas. Eur Heart J. 2012;33(23):2946-54.

59. Beck JA, Meisinger C, Heier M, Kuch B, Hormann A, Greschik C, et al. Efeito da concentração de glicose no sangue na admissão de doentes não diabéticos e diabéticos com primeiro enfarte agudo do miocárdio na mortalidade a curto e longo prazo (do registo de enfarte do miocárdio MONICA/KORA Augsburg). Am J Cardiol. 2009;104(12):1607-12.

60. Reznik A. Morfologia do enfarte agudo do miocárdio na fase pré-necrótica].

Kardiologiia. 2010;50(1):4.

61. Ellis SG, Tendera M, de Belder MA, van Boven AJ, Widimsky P, Janssens L, et al. Facilitated PCI in patients with ST-elevation myocardial infarction. New England Journal of Medicine. 2008;358(21):2205-17.

62. Alpert JS, Thygesen K, Jaffe A, White HD. Universal definition of myocardial infarction: a consensus document. Heart. 2008;94(10):1335-41.

63. Saikku P, Leinonen M, Tenkanen L, Linnanmaki E, Ekman M-R, Manninen V, et al. Chronic Chlamydia pneumoniae infection as a risk fator for coronary heart disease in the Helsinki Heart Study. Annals of Internal Medicine. 1992;116(4):273-8.

64. Andrausch R, Berger JC, Brown D. L. Effects of antibiotic therapy on outcomes in patients with coronary artery disease (Efeitos da terapêutica antibiótica nos resultados em doentes com doença arterial coronária). JAMA: Journal of the American Medical Association. 2005;293(21):2641-7.

65. Muller JE, Stone PH, Turi ZG, Rutherford JD, Czeisler CA, Parker C, et al. Circadian variations in the incidence of acute myocardial infarction. New England Journal of Medicine. 1985;313(21):1315-22.

66. Cunningham MA, Lee TH, Rouan GW, Weisberg MC, Goldman L. Effect of gender on the likelihood of myocardial infarction in emergency department patients with acute chest pain. Journal of General Internal Medicine. 1989;4(5):392-8.

67. Cannon CP, McCabe CH, Stone PH, Rogers WJ, Schactman M, Thompson BW, et al. Electrocardiogram predicts one-year outcome of patients with unstable angina and nonfourth wave myocardial infarction: Results of the TIMI III Registry ECG Ancillary Study fn1. Journal of the American College of Cardiology. 1997;30(1):133-40.

68. Tofler GH, Brezinski D, Schafer AI, Czeisler CA, Rutherford JD, Willich SN, et al. Simultaneous morning increase in platelet aggregation capacity and risk of myocardial infarction and sudden cardiac death. New England Journal of Medicine. 1987;316(24):1514-

8.

69. Lorenz MW, Markus HS, Bots ML, Rosvall M, Sitzer M. Predicting clinical cardiovascular events using carotid intima-media thickness-a systematic review and meta-analysis. Circulation. 2007;115(4):459-67.

70. Everts B., Carlson B. W, Warborg P, Hedner T, Herlitz J. Localização da dor na suspeita de enfarte agudo do miocárdio de acordo com o diagnóstico final, idade e sexo, localização e tipo de enfarte. Heart Lung J Acute Crit Care. 1996;25(6):430-7.

71. Marcus GM, Cohen J, Varosy PD, Vessey J, Rose E, Massie BM, et al. The utility of gestures in patients with chest discomfort. Am J Med. 2007;120(1):83-9.

72. Mallinson T. Myocardial infarction. Foco nos primeiros socorros. 2010;15:15.

73. Little R., Frein K., Randall P., Stoner H., Morton K., Yates D., et al. Plasma catecholamines in the acute phase of response to myocardial infarction. Arch Emerg Med. 1986;3(1):20-7.

74. Canto JG, Goldberg RJ, Hand MM, Bonow RO, Sopko G, Pepine CJ, et al. Sintomatologia em mulheres com síndromes coronárias agudas: mito versus realidade. Arch Intern Med. 2007;167(22):2405-13.

75. Pope JH, Aufderheide TP, Ruthazer R, Woolard RH, Feldman JA, Beshansky JR, et al. Diagnósticos negligenciados de isquemia cardíaca aguda no departamento de emergência. N Engl J Med. 2000;342(16):1163-70.

76. McSweeney JC, Cody M, O'Sullivan P, Elberson K, Moser DK, Garvin BJ. Early warning symptoms of acute myocardial infarction in women. Circulation. 2003;108(21):2619-23.

77. Kannel W. Silent ischaemia and myocardial infarction: results of the Framingham study. Cardiol Clin. 1986;4(4):583-91.

78. Davies T, Fortun P, Mulder J, Davies W, Bruce D. Silent myocardial infarction and its prognosis in a cohort of community-dwelling patients with type 2 diabetes mellitus:

the Fremantle Diabetes Study. Diabetologia. 2004;47(3):395-9.

79. Rubin E, Gorstein F, Taranto G. Patologia de Rubin: noções básicas de patologia clínica : Guanabara Koogan ; 2006.

80. Brilakis ES, Wright RS, Kopecky SL, Mavrogiorgos NC, Reeder GS, Rihal CS, et al. Association of PURSUIT risk score with pre-discharge ejection fraction, angiographic severity of coronary heart disease, and mortality in an unselected, community-based population with acute non-ST-levation myocardial infarction. Am Heart J. 2003;146(5):811-8.

81. Boyer E.T. Avaliação primária da dor torácica. Emerg Med Clin North Am. 2005;23(4):937-57.

82. Sharkey SW, Lesser JR, Garberich RF, Pink VR, Maron MS, Maron BJ. Comparação dos padrões do ritmo circadiano na cardiomiopatia Tako-Tsubo e no enfarte do miocárdio com elevação do segmento ST. American Journal of Cardiology. 2012;110(6):795-9.

83. Zafari AM. Apresentação clínica do enfarte do miocárdio 2013 [cited. 2013]. Disponível em. De:

http://emedicine.medscape.com/article/155919-clinical.

84. Antman E, Bassand J-P, Klein W, Ohman M, Sendon JLL, Ryden L, et al. Myocardial infarction redefined-a consensus document of the Joint European Society of Cardiology/American College of Cardiology committee for the redefinition of myocardial infarction: the Joint European Society of Cardiology/American College of Cardiology Committee. J Am Coll Cardiol. 2000;36(3):959-69.

85. Green J.P. Nomenclatura e classificação de receptores e sítios de ligação: a necessidade de harmonia. Trends Pharmacol Sci. 1987;8(3):90-4.

86. O'Gara PT, Kushner FG, Ascheim DD, Casey DE, Chung MK, de Lemos JA, et

al. 2013 ACCF/AHA Guidelines for the Treatment of ST-Hever infarction: Summary: a report of the American College of Cardiology Foundation/American Heart Association Task Force on Practice Guidelines. J Am Coll Cardiol. 2013;61(4):485- 510.

87. Moe KT, Wong P. Current trends in diagnostic biomarkers for acute coronary syndrome (Tendências actuais dos biomarcadores de diagnóstico da síndrome coronária aguda). Ann Acad Med Singapore. 2010;39(3):210- 5.

88. Skoufis E, McGhie A. Radionuclide-based methods for assessing cardiac muscle viability. Texas Heart Inst J. 1998;25(4):272.

89. Hendel RC, Berman DS, Di Carli MF, Heidenreich PA, Henkin RE, Pellikka PA, et al. ACCF/ASNC/ACR/AHA/ASE/SCCT/SCMR/SNM 2009 Appropriate Use Criteria for Cardiac Radionuclide ImagingA Report of the American College of Cardiology Foundation Appropriate Use Criteria Task Force, the American College of Nuclear Cardiology, the American College of Radiology, the American Heart Association, the American Society of Echocardiography, the Society of Cardiovascular Computed Tomography, the Society for Cardiovascular Magnetic Resonance, and the Society of Nuclear Medicine Endorsed by the American College of Emergency Physicians. J Am Coll Cardiol. 2009;53(23):2201-29.

90. Meine TJ, Roe MT, Chen AY, Patel MR, Washam JB, Ohman EM, et al. Association of intravenous morphine use and outcomes in acute coronary syndromes: results from the CRUSADE quality improvement initiative. Am Heart J. 2005;149(6):1043-9.

91. Cabello JB, Burls A, Emparanza JI, Bayliss S, Quinn T. Oxigenoterapia no infarto agudo do miocárdio. São Paulo Med J. 2010;128(6):378-.

92. Ardehali R, Perez M, Wang P. A practical approach to cardiovascular medicine: John Wiley & Sons; 2011.

93. Jindal SE. Handbook of pulmonary and critical care medicine: JP Medical Ltd; 2012.

94. Antman EM, Anbe DT, Armstrong PW, Bates ER, Green LA, Hand M, et al.

ACC/AHA guidelines for the management of patients with ST-elevation myocardial infarction-executive summary: a report of the American College of Cardiology/American Heart Association Task Force on Practice Guidelines (Writing Committee to Revise the 1999 Guidelines for the Management of Patients With Acute Myocardial Infarction). J Am Coll Cardiol. 2004;44(3):671-719.

95. Armstrong PW, Collen D. Fibrinólise no enfarte agudo do miocárdio Estado atual e novos horizontes para a reperfusão farmacológica, parte 2. Circulation. 2001;103(24):2987-92.

96. Topol EJ. Terapia de reperfusão para enfarte agudo do miocárdio com terapia fibrinolítica ou uma combinação de terapia fibrinolítica reduzida e inibição da glicoproteína plaquetária IIb/IIIa: o ensaio aleatório GUSTO V. Lancet. 2001;357(9272):1905-14.

97. Lincoff AM, Califf RM, Van de Werf F, Willerson JT, White HD, Armstrong PW, et al. 1-year mortality with combined thrombocyte and glycoprotein IIb/IIIa inhibition and reduced-dose fibrinolytic therapy versus conventional fibrinolytic therapy in acute myocardial infarction: the randomized GUSTO V trial. J Am Med Assoc. 2002;288(17):2130-5.

98. Topol EJ, Ohman EM, Armstrong PW, Wilcox R, Skene AM, Aylward P, et al. Resultados de Sobrevivência 1 Ano Após Terapia de Reperfusão com Alteplase ou Reteplase para Infarto Agudo do Miocárdio Resultados do Estudo Global Utilisation of Streptokinase and t-PA for Occluded Coronary Arteries (GUSTO) III. Circulation. 2000;102(15):1761-5.

99. Lundergan CF, Ross AM, McCarthy WF, Reiner JS, Boyle D, Fink C, et al. Preditores da função ventricular esquerda após enfarte agudo do miocárdio: influência do tempo de tratamento, patência e

Índice de massa corporal: a experiência angiográfica GUSTO-I. Am Heart J. 2001;142(1):43-50.

100. Van de Werf F, Ardissino D, Betriou A, Kokkinos DW, Falk E, Fox KA, et al. Treatment of acute myocardial infarction in patients admitted with ST-segment elevation. Eur Heart J. 2003;24(1):28-66.

101. Budaj A, Eikelboom JW, Mehta SR, Afzal R, Chrolavicius S, Bassand J-P, et al. Melhoria dos resultados clínicos através da redução da hemorragia em doentes com síndromes coronários agudos sem elevação do segmento ST. Eur Heart J. 2009;30(6):655-61.

102. Antman E, Hand M, Armstrong P, Bates E, Green L, Halasyamani L, et al. Membros do Comité de Redação. 2007 Focused Update of the ACC/AHA 2004 Guidelines for the Management of Patients With ST-Elevation Myocardial Infarction: a report of the American College of Cardiology/American Heart Association Task Force on Practice Guidelines: developed in collaboration With the Canadian Cardiovascular Society approved by the American Academy of Family Physicians: 2007 Writing Group to Review New Evidence and Update the ACC/AHA 2004 Guidelines for the Management of Patients With ST-Elevation Myocardial Infarction, Writing on Behalf of the 2004 Writing Committee. Circulation. 2008;117(2):296-329.

103. Complicações do enfarte agudo do miocárdio 2011 [citado 2013].

Disponível em : http://www.brown.edu/Courses/Bio 281-kardio/kardio/handout4.htm.

104. Goldney R, Bain M. Prevalence of psychotropic drug use in the South Australian population (Prevalência do consumo de drogas psicotrópicas na população da Austrália do Sul). Austral Psych. 2006;14(4):379-83.

105. Stone GW, McLaurin BT, Cox DA, Bertrand ME, Lincoff AM, Moses JW, et al. Bivalirudin for patients with acute coronary syndromes. N Engl J Med. 2006;355(21):2203-16.

106. Peters R, Mehta S, Fox K, Zhao F, Lewis B, Kopecky S, et al. Clopidogrel in

Instable Angina to Prevent Recurrent Events (CURE) Trial Investigators Effects of aspirin dose alone or in combination with clopidogrel in patients with acute coronary syndromes: observations from the Clopidogrel in Instable angina to prevent Recurrent Events (CURE) trial. Circulation. 2003;108(14):1682-7.

107. Olenchock BA, Fonarow GG, Pan W, Hernandez A, Cannon CP. Current use of beta-blockers in patients with reactive respiratory disease hospitalized for acute coronary syndromes. Am J Cardiol. 2009;103(3):295-300.

108. Dargie HJ. Effect of carvedilol on outcome after myocardial infarction in patients with left ventricular dysfunction: the CAPRICORN randomised trial. Lancet . 2001;357(9266):1385-90.

109. Pfeffer MA, Braunwald E, Moye LA, Basta L, Brown Jr EJ, Cuddy TE, et al. Effect of captopril on mortality and morbidity in patients with left ventricular dysfunction after myocardial infarction: results of the Survival and Ventricular Enlargement Study. N Engl J Med. 1992;327(10):669-77.

110. Taylor F, Huffman MD, Macedo AF, Moore T, Burke M, Davey Smith G, et al. Estatinas para a prevenção primária de doenças cardiovasculares. Cochrane Database Syst Rev. 2013;1(1).

111. Ray KK, Cannon CP. Potencial importância de múltiplos efeitos independentes de lípidos (pleiotrópicos) das estatinas no tratamento de síndromes coronárias agudas. J Am Coll Cardiol. 2005;46(8):1425-33.

112. Keating GM, Plosker GL. Eplerenone. Drugs. 2004;64(23):2689- 707.

113. Mozaffarian D, Micha R, Wallace S. Effect on coronary heart disease of increasing polyunsaturated fat instead of saturated fat: a systematic review and meta-analysis of randomised controlled trials (Efeito na doença coronária do aumento de gorduras polinsaturadas em vez de gorduras saturadas: uma revisão sistemática e meta-análise de ensaios clínicos aleatórios). PLoS Medicine. 2010;7(3):e1000252.

114. Jenkins DJ, Josse AR, Dorian P, Burr ML, LaBelle Trangmar R, Kendall CW, et al. Heterogeneidade em ensaios aleatórios controlados de ácidos gordos ómega 3 de cadeia longa (peixe) na reestenose, prevenção secundária e arritmia ventricular. J Am Coll Nutr. 2008;27(3):367-78.

115. Magee K, Campbell SG, Moher D, Rowe BH. Heparina versus placebo em síndromes coronárias agudas. Cochrane Database Syst Rev. 2008;2(2).

116. Thygesen K, Mair J, Giannitsis E, Mueller C, Lindahl B, Blankenberg S, et al. How to use high-sensitivity cardiac troponins in emergency cardiac care. Eur Heart J. 2012:ehs154.

117. Bassand J-P, Hamm CW, Ardissino D, Boersma E, Budaj A, Fernandez-Aviles F, et al. Guidelines for the Diagnosis and Treatment of Non-ST-Segment Elevation Acute Coronary Syndrome The Task Force for the Diagnosis and Treatment of Non-ST-Segment Elevation Acute Coronary Syndrome of the European Society of Cardiology. Eur Heart J. 2007;28(13):1598-660.

118. Donahoe SM, Stewart GC, McCabe CH, Mohanavelu S, Murphy SA, Cannon CP, et al. Diabetes and mortality after acute coronary syndrome. J Am Med Assoc. 2007;298(7):765-75.

119. Mak K-H, Moliterno DJ, Granger CB, Miller DP, White HD, Wilcox RG, et al. Effects of diabetes mellitus on clinical outcomes in thrombolytic era acute myocardial infarction fn1. J Am Coll Cardiol. 1997;30(1):171-9.

120. Haffner SM, Lehto S, Ronnemaa T, Pyorala K, Laakso M. Coronary heart disease mortality in type 2 diabetics and non-diabetics with and without a history of myocardial infarction. N Engl J Med. 1998;339(4):229-34.

121. Laakso M. Cardiovascular disease in type 2 diabetes: treatment and prevention issues (Doença cardiovascular na diabetes tipo 2: questões de tratamento e prevenção). J Intern Med. 2001;249(3):225-35.

122. Roe MT, Peterson ED, Newby LK, Chen AY, Pollack Jr CV, Brindis RG, et al. The influence of risk status on guideline adherence for patients with non-ST-levation acute coronary syndromes. Am Heart J. 2006;151(6):1205-13.

123. Norhammar A, Malmberg K, Ryden L, Tornvall P, Stenestrand U, Wallentin L. Registo de Informação e Conhecimento sobre Cuidados Intensivos Cardíacos Suecos (RIKS-HIA). A utilização insuficiente de métodos de tratamento baseados na evidência explica em parte o mau prognóstico em doentes diabéticos com enfarte agudo do miocárdio. Eur Heart J. 2003;24(9):838-44.

124. Marino P, Zanolla L, Zardini P. Efeito da estreptoquinase na modelação e na função ventricular esquerda após enfarte do miocárdio: o

(Gruppo Italiano per lo Studio della Streptochinasi nell'Infarto Miocardico) Trial. J Am Coll Cardiol. 1989;14(5):1149-58.

125. Kloner R, Ellis S, Lange R, Braunwald E. Estudos de reperfusão experimental da artéria coronária. Efeitos sobre o tamanho do enfarte, função miocárdica, bioquímica, ultra-estrutura e lesão microvascular. Circulation. 1983;68(2 Pt 2):I8-15.

126. Smith H, Kent K, Epstein S. Lesões da contratilidade durante a reperfusão após isquemia transitória em cães. J Thorac Cardiovasc Surg. 1978;75(3):452-7.

127. Theroux P, Ross Jr. J, Franklin D, Kemper WS, Sasayama S. Reperfusão da artéria coronária. Efeitos precoces e tardios na função e tamanho regional do miocárdio em cães conscientes. Am J Cardiol. 1976;38(5):599-606.

128. Banka VS, Chadda KD, Helfant RH. Limitações da revascularização do miocárdio na reparação de distúrbios de contração regional devido a oclusão coronária. Am J Cardiol. 1974;34(2):164-70.

129. Anderson JL, Marshall H, Askins J, Lutz J, Sorensen S, Menlove R, et al. A randomised trial of intravenous and intracoronary streptokinase in patients with acute

myocardial infarction. Circulation. 1984;70(4):606-18.

130. Schroeder R. Infusão sistémica e intracoronária de estreptoquinase no tratamento do enfarte agudo do miocárdio. J Am Coll Cardiol. 1983;1(5):1254-61.

131. Rogers WJ, Mantle JA, Hood W, Baxley WA, Whitlow PL, Reeves RC, et al. A prospective randomised trial of intravenous and intracoronary streptokinase in acute myocardial infarction. Circulation. 1983;68(5):1051-61.

132. Gemmill J, Hogg K, Dunn F, Rae A, Hillis W. Preliminary determination of antibody levels and efficacy of streptokinase-containing thrombolytics. Br Heart J. 1994;72(3):222-5.

TROMBÓLISE PARA REDUZIR A INCIDÊNCIA DE AVC

AUMENTO NO SEGMENTO DOS PRODUTOS TRIBUTÁVEIS E

DIABETES MELLITUS NÃO CONTROLADA

Médico do hospital # _______________ **Casos** _______________

Data _______________________

Nome ______________________

Idade (anos) __________________

Sexo □ Masculino Feminino

Elevação do segmento ST

Avan _______________________ **Depois de SK** _________________

Abreviaturas __________________________

Eficácia (>70% de redução do segmento ST) □ Sim □ Não

ÍNDICE DE CONTEÚDOS

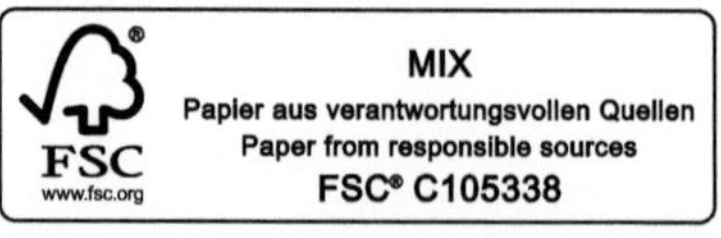

Printed by Books on Demand GmbH, Norderstedt / Germany